DES INJECTIONS SOUS-CUTANÉES

DE

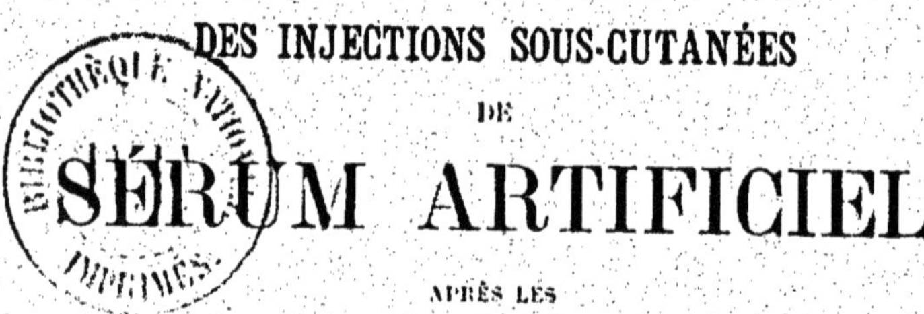

SÉRUM ARTIFICIEL

APRÈS LES

Grands Traumatismes accidentels ou chirurgicaux

ERRATA

Page 41, ligne 9, au lieu de *dont elle est convalescente ;* lire *convalescente,.*

Page 50, avant-dernière ligne, au lieu de *ce moment (Mickulicz) ;* lire *à ce moment. Mickulicz.*

Page 72, ligne 16, au lieu de *Wassuzerfuhr,* lire *Wasserzufuhr.*

Des Injections sous-cutanées

DE

SÉRUM ARTIFICIEL

APRÈS LES

Grands Traumatismes accidentels ou chirurgicaux

PAR

Le Docteur Francis COMTE

ÉLÈVE DE L'ÉCOLE DU SERVICE DE SANTÉ MILITAIRE

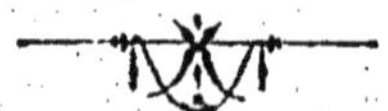

LYON

IMPRIMERIE Paul LEGENDRE & Cie

Ancienne Maison A. WALTENER

14, rue Bellecordière, 14

1898

L'idée première de ce travail revient à M. le professeur Poncet. Pendant deux années, élève assidu du Maître, nous avons appris à aimer la chirurgie en goûtant les fruits précieux de son enseignement. Il nous fait, aujourd'hui, l'insigne honneur d'accepter la présidence de notre thèse, et nous lui en sommes profondément reconnaissant.

Nous nous rappellerons toujours l'obligeance et l'affabilité avec laquelle M. le professeur agrégé Bérard nous a accueilli et a mis à notre disposition ses conseils éclairés, empreints de vues si savantes, si originales et si nouvelles.

M. le médecin-inspecteur Kelsch, directeur de l'École du Service de Santé militaire, et M. le médecin principal Pierrot, sous-directeur, nous ont témoigné leur sollicitude et leur bienveillante sympathie particulièrement pendant notre séjour à l'hôpital. Qu'ils soient assurés ici de notre vive gratitude.

Enfin, à nos maîtres civils et militaires qui, en dirigeant nos premiers pas dans l'étude si difficile des sciences médicales, se sont intéressés à nous ; à nos camarades de promotion dont la solide et franche amitié ne s'est pas démentie un seul instant pendant ces trois années d'école, nous dédions ce modeste ouvrage.

Au moment de nous consacrer à l'armée, nous nous efforcerons de suivre l'exemple que nous fournit notre père. Nous imiterons de notre mieux cette belle carrière toute d'honneur, de droiture et de loyauté, à laquelle furent toujours également inconnues la défaillance et l'intrigue.

PRÉFACE

« L'introduction dans l'organisme, en quantité plus ou moins considérable, de solutions salines encore désignées sous les noms de sérum artificiel, dit M. Bolognesi(1), solution ou sérum physiologique, soit en injections intra-vasculaires, intra-veineuses, transfusion d'eau salée, hématothérapie, hématokatartèse, saignée, transfusion ; soit en injections sous-cutanées ou dans le tissu cellulaire ; soit encore en injections intra-rectales, lavements d'eau salée, entéroclyse, est devenue, depuis quelques années, une méthode de traitement tout à fait à la mode, et l'eau salée a pu être considérée, par quelques confrères, comme une véritable panacée. »

Nous avons l'intention, ici, d'étudier un point particulier de cette thérapeutique et de mettre en relief le bien-fondé de l'injection artificielle après les grands traumatismes quels qu'ils soient, accidentels ou chirurgicaux. Nous aurons spécialement en vue, la pra-

(1) BOLOGNESI. — *Bulletin général de Thérapeutique*, 8 novembre 1898.

tique d'urgence, dans laquelle le médecin, pris souvent à l'improviste, doit agir et agir vite. Quelle sera la méthode à suivre ? Nous n'insisterons pas, bien entendu, sur les injections intra-artérielles, employées par Hueter; pas plus que sur les injections intra-péritonéales, imaginées par Ponfick et étudiées par Golgi, ou intra-pleurales, indiquées par Bizzozero. En définitive, on est en présence de deux voies d'introduction : la voie intra-veineuse et la voie hypodermique. Outre la petite complication de technique que nécessite la recherche et la mise à nu de la veine, et sur laquelle nous ne nous appesantirons pas, bien que, dans certains cas, chez des sujets très gras ou très anémiés par exemple, il y ait une véritable difficulté, la méthode intra-vasculaire présente de nombreux inconvénients. Ce seront d'abord ceux provenant de l'état défectueux des appareils et du manque d'antisepsie presque fatal, en cas d'urgence. Du premier, pourront résulter l'introduction d'air et l'embolie gazeuse; du second, l'infection, la phlébite et ses dangers.

De plus, MM. Dastre et Loye ont montré qu'il y a, alors, une vitesse toxique évaluée à 8 centimètres cubes par minute et par kilogramme d'animal qu'il ne faut pas dépasser sous peine de voir survenir des accidents graves et même la mort.

Enfin, MM. Pozzi et Bouveret ont signalé des cas foudroyants d'œdème aigu du poumon au cours des injections intra-veineuses, et M. Jaboulay a été témoin d'expectoration albumineuse.

Il semblerait que cela suffise pour imposer la pratique de la voie hypodermique, mais 'on a objecté que l'introduction du liquide dans le système circulatoire a une action plus rapide et plus énergique.

Nous répondrons, avec M. Péan, que « les merveilleux effets des injections intra-veineuses sont restés isolés et qu'il vaut mieux en revenir aux injections sous-cutanées. »

M. Pinard proclame aussi que les injections sous-cutanées, moins dangereuses, sont aussi actives que les injections intra-veineuses (1).

M. Fancy (2) montre que l'injection intra-veineuse comporte des complications de technique qui, négligées, font courir au malade les plus grands dangers et, observées, retardent beaucoup le moment de l'intervention.

M. Bosc (3) s'exprime ainsi ; « Les injections sous-cutanées agissent à la même façon que les injections intra-veineuses. Elles produisent une réaction identique pouvant élever la température à 40°5 sous l'aisselle ; cette réaction survient un peu plus tardivement et disparaît avec plus de lenteur. »

Enfin, MM. Terrier, Lucas-Championnière et Segond accordent leurs préférences à la voie hypodermique. C'est bien également celle qui nous convient. La résistance opposée par le tissu cellulaire sera suffisante pour que l'on néglige la vitesse d'écoulement ; s'il y a faute contre l'antisepsie, il en résultera tout au plus un petit abcès superficiel ; un dis-

(1) *Bulletin de l'Académie de Médecine*, 30 janvier 1896.
(2) Thèse de Paris, 1896.
(3) *Presse Médicale*, 1896, p. 263.

positif quelconque pourra suffire sans que l'on ait à craindre l'embolie gazeuse ; enfin, on n'aura pas à redouter les accidents si graves de l'œdème pulmonaire. Ses effets, d'ailleurs excellents, font que nous la préconisons dans la pratique courante aussi bien que dans la pratique hospitalière.

Dans le cours de notre travail, il s'agira uniquement de l'injection sous-cutanée. Nous le diviserons de la manière suivante :

I. — Historique.
II. — Sérum. — Modus faciendi.
III. — Modes d'action. — Indications.
IV. — Conclusions.

CHAPITRE PREMIER

Historique.

Le principe sur lequel sont basées les injections de sérum artificiel, principe qui consiste à faire passer une substance médicamenteuse dans le système circulatoire, dans un but thérapeutique, est très ancien.

Nous ne nous arrêterons pas à l'exemple mythologique rapporté par Fourmeaux (1). « Sur les instances de son amant Jason, Médée aurait rendu la jeunesse et la virilité au vieil Eson, en le saignant (phlébotomie de la jugulaire) et en lui injectant une infusion de plantes aromatiques. » Ethmüller, professeur à Leipsig au XVIIe siècle, est l'auteur d'une chirurgie infusoire (1663) ; il y recommande la pratique des injections, sur laquelle Regnaudot revenait en 1777.

Jusque-là, il ne s'était agi que de transfusions sanguines. C'est à un Russe, Hermann, que revient l'honneur de la découverte des solutions artifi-

(1) FOURMEAUX. — Thèse de Paris, 1896.

cielles. Lors de la célèbre épidémie de choléra de 1830, cet auteur imagina de diluer le sang considérablement épaissi à la période algide. Il se servait d'eau simple additionnée d'un peu d'acide acétique. Il fit passer six onces de cette solution dans les veines d'un cholérique. Ce dernier succomba au bout de deux heures. Jœhringen, de Moscou, collègue d'Hermann, obtint par cette méthode des résultats favorables au cours de la même épidémie.

L'École écossaise, la première, posa les véritables indications de cette pratique. O'Schangnessy avait observé, en 1832, la perte de l'eau et des sels de la partie liquide du sang au cours du choléra. S'inspirant de ses travaux, Thomas Latta, de Leith, proposa, la même année, comme traitement de cette affection, les injections intra-veineuses massives d'une solution contenant :

```
Chlorure de sodium..............   3 à   5 gr.
Sous-carbonate de soude..........  1 gr. 70
Eau .............................   3 lit. 400
```

Cette thérapeutique s'accompagna de succès évidents entre les mains de Thomas Latta, tandis qu'entre celles de Magendie, la même année, en France, il y eut trois insuccès. La quantité de liquide que Latta faisait passer dans l'organisme était considérable ; il alla jusqu'à injecter, en 13 heures, huit livres de son sérum (7 kil. 980) ; le malade guérit.

Malgré les tentatives de Duchaussoy (1855), qui essaya d'introduire divers médicaments dans les veines, de Colson (de Beauvais), de Hérard et Oulmont (de Paris), en 1868; de Lorain (1868), la pratique de l'Ecole écossaise resta dans l'ombre jusqu'en 1873. A cette époque, Dujardin-Baumetz fait une communication à la Société Médicale des Hôpitaux sur le traitement du choléra. Il propose l'emploi d'une solution saline dont la composition se rapprocherait, autant que possible, de celle du sérum humain. En 1878 avec Jolyet et Lafont, la pratique de l'injection salée sort du domaine de l'infection cholérique pour se rapprocher de la pratique chirurgicale. Ces auteurs pensèrent augmenter la richesse du sang dans un cas d'anémie aiguë, et ils se servirent avec succès d'une solution à 5 $^{0}/_{00}$ de chlorure de sodium.

C'est en 1879 qu'on applique pour la première fois ce système des injections salines aux grandes hémorrhagies: ce fut l'œuvre de Kronecker et de Sander (en Allemagne). Un beau succès fut obtenu par Bischoff (de Bâle) dans une hémorrhagie obstétricale fort grave (1881). Les anglais Jennings et Erjeton n'eurent qu'à se féliciter de cette méthode (1882) qui réussit également à Roux de Lausanne (1884), à Kocher et à Kummel. Ces auteurs publièrent des résultats surprenants d'anémies aiguës, « ad vacuum » pour ainsi dire, guéries par ce traitement.

Lors de l'épidémie de choléra de 1884, Hayem reprit le système de Thomas Latta; il eut de nombreux succès, ainsi que Lesage et Calliard. La méthode se répandit à l'étranger et on put en voir les splendides effets lors de l'épidémie de Hambourg en 1892. La solution employée par Hayem, à cette époque, n'était pas absolument la même que celle dont se servait Latta. Elle était composée de la manière suivante :

Eau distillée........................... 1 lit.
Chlorure de sodium................. 8 gr.
Sulfate de soude...................... 10 gr.

Le domaine de l'injection s'étend encore avec Sanarelli et Sanguirico qui, suivant le terme de ce dernier, « lavent le sang » au cours des infections et empoisonnements. C'est bien à ces auteurs que revient la paternité du mot « lavage du sang », mot qui, à lui seul, indique dans quelle voie nouvelle va entrer la pratique des injections artificielles. Voici ce que dit à ce propos M. Lépine (1). « Elle se trouve, cette expression de lavage du sang, dans un mémoire du professeur Sanguirico sur des lapins intoxiqués par différentes substances (strychnine, alcool, chloral, aconitine, paraldéhyde, urétane, caféine, morphine, curarine, nitro-benzol, hypénol, nicotine). M. Sanguirico a fait de nombreuses injections d'eau salée ; dans quelques cas il semble avoir obtenu des résultats encourageants, mais, comme il ne dit pas quelle quantité de liquide il a employée, nous ne pouvons avoir la certitude qu'il ait réellement pratiqué le lavage de l'organisme........... M. Sanguirico cite M. Sanarell comme ayant tenté avant lui le lavage de l'organisme dans des empoisonnements, mais je n'ai pu remonter à la source, et j'ignore en quoi ont consisté exactement les tentatives de Sanarelli. »

(1) LÉPINE. — *Semaine médicale*, 1896.

C'est véritablement, semble-t-il, à MM. Dastre et Loye que remonte l'honneur des expériences ayant trait au lavage du sang.

Il résulte des travaux de ces savants expérimentateurs des conséquences pratiques ayant trait à l'action du sérum artificiel et à la technique de son introduction dans l'organisme (1888-1889). La voie était ouverte aux expériences : celles de Delbet, de Carrion et Haillon, de Bosc et Vedel, de Chassevant, d'Henriquez suivirent celles de MM. Dastre et Loye.

Désormais il semble que l'on puisse débarrasser le sang des produits toxiques, désinfecter l'organisme par le sérum et l'on est conduit naturellement aux travaux de Sahli (de Berne) qui, en 1890, conçoit le rêve de détruire la maladie infectieuse en noyant les toxines et obtient même certains résultats avec les injections de sérum, dit physiologique, à 7 0/00, tel qu'il a été découvert par Hayem, dans les cas de fièvre typhoïde grave, d'auto-intoxication, de coma diabétique. Puis vient le tour de la septicémie puerpérale. A ce propos, comme nous allons le voir, l'action bienfaisante de cette thérapeutique après les traumatismes fut nettement mise en lumière.

Le 18 décembre 1895, à la Société de Chirurgie, le D' Pozzi communiqua une observation du D' Berlin, de Nice, que voici résumée.

Le 10 janvier, le D' Pozzi pratiqua une hystérectomie vaginale. Pendant l'opération, syncope qui se dissipa après des soins énergiques. L'opération terminée, des accidents graves survinrent : vomissements, pouls filiforme, ballonnement du ventre,

teinte subictérique des sclérotiques, inerties intestinale et vésicale. Ces phénomènes allèrent en s'ac-
centuant jusqu'au 20 janvier. Ce jour-là, état très
grave, collapsus complet, pouls filiforme incomptable. T. 36. A six heures du soir l'agonie commençait :
respiration stertoreuse, peau froide, sueur visqueuse,
facies plombé, insensibilité absolue, pouls radial,
imperceptible, respiration très rapide et très superficielle (40 environ). En désespoir de cause, le
Dr Berlin pratiqua, dans la veine céphalique, une
injection de sérum artificiel à 37° (Eau stérilisée 1000,
So^l Na^2 10, NaCl 5). Immédiatement, l'aide qui main-
tenait le pouls constata que celui-ci renaissait et se
remplissait. En même temps, la respiration devint
moins rapide, plus ample, plus facile. Amélioration.
T. 36° 5. A 9 heures, le pouls faiblit de nouveau :
800 gr. de sérum, ce qui fait 1,400 gr. L'amélioration
se poursuivit : la malade guérit.

Le Dr Pozzi fit suivre la lecture de cette observation de considérations personnelles. Il ajouta que,
dans son service, il avait coutume de faire pratiquer
des injections de sérum artificiel sous la peau de la
poitrine, de l'abdomen ou des cuisses. « Cette année,
dit-il, j'ai sauvé de la sorte trois malades qui avaient
eu des pertes abondantes ; l'une après le curage d'un
épithélioma, les autres après hystérectomie vaginale pour corps fibreux. Les quantités de sérum
injecté ont varié entre 600 et 800 grammes en 12
heures ». Le Dr Pozzi ajouta qu'après la recherche
de la veine et la petite opération qu'elle comporte, on
se laissait facilement aller à des injections abon

dantes et qu'il était préférable de s'en tenir à des doses successives et modérées. C'est pourquoi il préfère injecter seulement 200 gr. en une seule fois, dans le tissu cellulaire, et renouveler les injections si cela est nécessaire.

M. P. Segond prit alors la parole et fit ressortir les ressources qu'offrent les injections de sérum artificiel chez les grandes opérées, injections sous-cutanées dont il a plus particulièrement l'habitude. Tour à tour se levèrent MM. Monod et Peyrot, qui louèrent l'action du sérum chez les malades abattus et affectés. M. Terrier apporta son affirmation dans le bien-fondé des injections artificielles, en cas d'hé-morrhagies ; il ajouta que l'intégrité du rein était la condition « sine qua non » du succès. Voici ce que dit M. P. Segond, à la fin de la séance :

« Je crois être, parmi vous, celui qui a le plus souvent étudié les effets des injections sous-cuta-nées. Depuis cinq ans, en effet, je n'ai pour ainsi dire pas fait une grande opération, tant en ville qu'à l'hôpital, sans recourir systématiquement aux injections sous-cutanées de sérum artificiel de Chéron, soit pour relever l'état général de mes opé-rées avant et après l'intervention, soit pour com-battre les complications post-opératoires qui relè-vent du choc ou des hémorrhagies. »

Dans la séance du 8 janvier 1896, Michaux remit la question à l'ordre de jour. Désormais l'efficacité de cette thérapeutique était bien admise dans les septicémies péritonéales et on avait remarqué sa valeur dans les traumatismes graves. On le vit bien lorsqu'en juin 1896, Pozzi présenta à l'Académie de Médecine le mémoire de Duret et Fourmeaux. Une discussion sur le sérum artificiel prit naissance à ce sujet, et l'on remarqua que nombreux étaient les chirurgiens qui avaient confiance dans ce mode de traitement. Reclus, Lucas-Championnière, Péan, Tarnier, Pinard, Porak, Dumontpallier s'en montrèrent chauds partisans.

A l'heure actuelle, en médecine, en chirurgie, en obstétrique, les solutions salines sont universellement adoptées. Nous les avons vues à l'œuvre dans les hôpitaux civils et militaires de Lyon et de Toulouse et nous croyons pouvoir affirmer que ce sont là des adjuvants précieux dont le praticien aurait tort de ne pas user.

CHAPITRE II

Sérum. — Modus faciendi.

1° Choix du Sérum

Le liquide introduit dans l'organisme doit, semble-t-il tout naturellement, se rapprocher autant que possible de la constitution du sérum sanguin. Les sels alcalins sont nombreux dans ce dernier et, pour conserver leurs qualités chimiques et vitales, les albuminoïdes et, en particulier, la sérine doivent être intimement unis à eux. De nombreuses expériences de chimie ont montré que les éléments figurés du sang ne peuvent garder leur intégrité qu'en présence de ces sels à l'état de solution suffisamment aqueuse. C'est probablement dans le but de n'altérer en rien le plasma sanguin que Thomas Latta employait la solution chlorurée sodique, reprise plus tard, par Hayem, dans des proportions un peu différentes :

Sel marin......................	5 grammes
Sulfate de soude...............	10 »
Eau distillée..................	1.000 »

Pour cet auteur, du reste, il ne faut pas s'en laisser imposer par le terme de solution physiologique. « Il n'y a pas de solution saline qui puisse être considérée comme un liquide de dilution du sang, un liquide physiologique. Il n'existe pas de semblable liquide. Il faudrait se servir, pour ne produire aucune modification cellulaire, d'un plasma vivant et d'un plasma emprunté à un animal de la même espèce. Le sérum n'est déjà plus du plasma et jouit de propriétés perturbatrices ». La composition des sérums varie, d'ailleurs, à l'infini. Nous ne citerons que pour mémoire ceux de Colson, de Hérard, de Neumann, de Samuel de Kœnigsberg, de Crocq, de Luton, de Huchard, de Sapelier et Duliscouet. Celui de Chéron, vanté par P. Segond (1) est ainsi composé :

Acide phénique neigeux...............	1 gr.
Chlorure de sodium...................	2 »
Sulfate de soude.....................	8 »
Phosphate de soude..................	4 »
Eau distillée	100 »

L'expérience de nombreux chirurgiens qui usèrent du sérum de Hayem montre que l'on peut sans inconvénients supprimer le sulfate de soude et se servir d'une solution de chlorure de sodium. MM. Aimé Guinard (2) et Michaux l'ont encore fait remarquer dernièrement.

M. le professeur Mayet (3), d'ailleurs, avait observé

(1) Société de Chirurgie. Séance du 18 décembre 1895.
(2) *Traité de Chirurgie* de Le Dentu et Delbet. Tome VI.
(3) MAYET. — *Lyon Médical*, 1891.

que le chlorure de sodium exerce son action au
minimum sur le globule rouge, surtout en solution dite physiologique à 6 ou 7 pour 1000. C'est, du
reste, ce qui résulte nettement des expériences de
Ranvier. « Après avoir mélangé une goutte d'eau et
une goutte de sang, on aperçoit, au bout de peu de
temps, dit-il, un fond coloré en jaune sur lequel se
détachent des globules sphériques, décolorés, à
peine visibles. L'eau a donc dissous la matière colo-
rante des globules et leur a fait prendre la forme sphé-
rique. » En ajoutant du sel marin, on remarque que
l'action destructive est de moins en moins considérable. Lorsque l'eau en contient 7 pour 1.000, il y aurait
intégrité absolue. Pour M. Malassez il faudrait augmenter un peu la richesse de l'eau en sel marin qui,
de 7 à 10 pour 1.000, est absolument inoffensive
pour le globule.

Pour nous, le sérum le plus simple est celui auquel
nous donnerons la préférence, étant donné que nous
avons surtout en vue, ici, la pratique d'urgence, et
c'est la solution à 7 pour 1.000 environ que nous préconiserons. Appelé près d'une accouchée exsangue,
d'un grand blessé en état de collapsus ou schock, il
faut agir vite et préparer sur-le-champ le liquide
vivifiant qui rappellera le malade à l'existence. Nous
n'aurons certainement pas toujours une balance
nous permettant de doser exactement le chlorure
de sodium. M. Michaux se contente, dans ce cas, de
jeter une cuillerée de sel dans le liquide sans s'in-
quiéter exactement de son poids, M. Faney (1)

(1) FANEY. — Thèse de Paris, 1896

donne un moyen plus sûr ; il remarqua que :

1º une cuiller à café, remplie exactement de sel finement pulvérisé et fortement tassé et comprimé en contient exactement 7 grammes.

2º Si on verse simplement le sel dans une cuiller sans le tasser ni le comprimer, deux cuillerées exactement remplies en contiendront 9 grammes.

Nous avons donc là un précieux moyen d'éviter toute erreur. En présence des cas d'urgence auxquels nous faisions allusion tout à l'heure, il suffira d'eau, de sel marin et d'une cuiller à café. Cette cuiller sera remplie deux fois exactement, sans tassement et le contenu en sera versé dans un litre d'eau. Nous obtiendrons ainsi une solution d'environ 9 pour 1000 qui se rapproche au maximum de la composition du sérum artificiel préféré par Malassez.

IIº SÉRUM. — QUANTITÉ A INJECTER ; TEMPÉRATURE.

On ne saurait fixer de limite précise à la quantité de sérum à injecter. MM. Dastre et Loye ont démontré qu'il n'y avait pas de quantité toxique. Lorsqu'il s'agit de collapsus résultant d'hémorrhagies abondantes, il semblerait que la quantité de liquide à injecter dût égaler celle du sang perdu. En pratique on a remarqué que des doses relativement faibles sont parfois suffisantes. Nous n'en voulons pas d'autres preuves que les suivantes.

OBSERVATION I

(Dood. — *British medical Journal*, jan. 25, 1896.)
(Résumée *in* thèse Fournieaux.)

HÉMORRHAGIE GRAVE. — INJECTION SALINE. — GUÉRISON.
Depuis deux heures une hémorrhagie grave était survenue chez une femme en couches, et le travail n'avançait pas. La malade, tombée dans le collapsus, n'avait plus de pouls; plus aucune douleur d'accouchement. En présence d'un placenta prævia, je rompis les membranes. L'accouchée était si mal que je fis deux injections d'éther sans constater de mieux appréciable. Avec le Dr Treutler, je fis, sans aucun espoir, je l'avoue, une injection de la solution saline ordinaire, dans le tissu cellulaire de l'aisselle. En deux heures la malade revenait, elle avait conscience et prenait un peu de lait; les douleurs réapparurent, l'enfant présentait l'occiput. On injecte alors une solution d'ergotine au 1 0/0, puis on applique le forceps; l'enfant (fille) vint, en état de mort apparente, mais fut ramené à la vie; la délivrance s'est faite sans tarder. La quantité injectée (pint) n'est pas supérieure à 275 *grammes*.

OBSERVATION II

(Djemil-Bey. — *Gazette médicale d'Orient* 1896.)
(Résumée *in* thèse Fournieaux.)

Le professeur Djemil-Bey a splénectomisé un homme de 25 ans, porteur d'une rate malarique pesant 3.500 grammes. Il présentait de graves accidents généraux de paludisme. On sait que cette intervention dans les cas de rate malarique est très aléatoire. Sur 22 cas publiés, il y a 5 guérisons seulement. La raison en est dans l'altération de l'économie qui est le propre de ces maladies, l'hémorrhagie opératoire toujours à redouter et la technique imparfaite des ligatures. L'auteur ne doute pas qu'en employant les moyens qui lui ont réussi, la statistique ne s'améliore. Outre sa technique opératoire il a fait, avant le pansement, une injection *sous-cutanée de sérum artificiel* à la partie supérieure des deux cuisses (000 gr.) Guérison sans incident.

M. A. Guinard a l'habitude d'injecter 500 grammes toutes les six heures, ce qui donne deux litres en vingt-heures. Pour cet auteur, il vaut mieux espacer les injections. « J'ai coutume, dit-il, de laisser l'aiguille à demeure sous la peau de la cuisse et de veiller à ce que le liquide du récipient en verre soit renouvelé au fur et à mesure de sa disparition. J'ai obtenu ainsi des succès remarquables dans des cas très graves après une résorption de 8 ou 10 litres par vingt-quatre heures pendant quatre ou cinq jours de suite. »

M. Fourmeaux fixe de 500 à 700 grammes la dose à employer en une fois; il conseille de renouveler « selon la fréquence des indications, de constater ces indications par une surveillance continue de jour et de nuit, de répéter ces injections sans craindre des doses qui, au premier abord, paraissent exagérées ». Bien que beaucoup d'auteurs aient introduit dans l'organisme des doses considérables de solution salée sans inconvénient, témoins Thomson, Ruy-Smith (1), Harrocks (2) qui, en Angleterre, emploient couramment de 1 à 3 litres par jour, M. Lejars, en France, qui injecta jusqu'à 20 litres de liquide en neuf jours et sauva son malade, nous nous rangerons aux avis de MM. Guinard et Fourmeaux. Les doses moyennes et fréquemment répétées, telle est la méthode que nous préconiserons. Nous les avons vu employer particulièrement dans le service

(1) Lane London, 1892. I p. 913, 915.
(2) Society of London, 1893. XXXV. p. 130, 156.

de M. le professeur Poncet, et nous consignons ici quelques-uns de leurs magnifiques résultats.

OBSERVATION III
(Inédite et résumée.)

Due à l'obligeance de M. le médecin-major Batut, répétiteur à l'École du service de Santé militaire.

APPENDICITE. — GANGRÈNE ET PERFORATION DE L'APPENDICE. — PÉRITONITE NON ENKYSTÉE. — OPÉRATION. — INJECTIONS DE SÉRUM ARTIFICIEL. — GUÉRISON.

C..., 22 ans, soldat de 2e classe au 52e d'infanterie, entré à l'hôpital militaire d'instruction Desgenettes, le 17 juin 1898, aux 1ers Blessés, service de M. le médecin-major Batut.

Le malade est évacué du camp de la Valbonne pour coliques, ballonnement du ventre, vomissements et frissons. A l'entrée d'urgence à l'hôpital (5 heures du soir) la face est pâle, angoissée, le teint plombé. P. = 104, le ventre est ballonné. Hyperesthésie cutanée. A la palpation, contracture de défense de tous les muscles de l'abdomen. Zone peu étendue de matité dans la fosse iliaque droite, se déplaçant assez facilement. Le toucher rectal ne donne rien. Douleur diffuse dans toute la région abdominale, le maximum de la douleur, à la palpation, est dans la fosse iliaque droite, un peu au-dessus du point de Mac-Burney (point de Clado). Diagnostic d'appendicite et de péritonite non enkystée. Glace sur le ventre, piqûre de morphine.

18 juin. — Le matin, douleur généralisée, surtout intense à droite ; matité dans la fosse iliaque droite difficile à préciser et se déplaçant. T = 37°6. P = 90. Le malade, très affaissé, n'a pas vomi depuis son entrée à l'hôpital.

A 10 h. du matin, *opération* d'appendicite par M. le médecin-major Batut. Anesthésie au chloroforme. Incision de Roux. Après l'incision du péritoine, issue immédiate de pus grumeleux très abondant paraissant provenir du petit bassin.

L'appendice, difficile à trouver, plonge profondément ; il est gangrené et on trouve un coprolithe dans le péritoine. Ligature de cet appendice et résection à 1 centimètre de sa base. Il semble que la cavité purulente n'est cloisonnée nulle part, au moins jusqu'à la région ombilicale. Lavage de la cavité abdominale (quatre litres d'eau bouillie) et drainage du petit bassin et de l'espace sus-pubien jusque dans la fosse iliaque gauche.

$$\text{T avant} = 37°6. \quad \text{P. avant} = 90,$$
$$\text{T après} = 38°3. \quad \text{P. avant} = 98.$$

Sérum 500 gr. - - Champagne frappé, café glacé, lait et bouillon.

19 juin. — Matin, 9 h. T = 37°7. P. = 80. *Sérum* 500 gr.

19 juin. — Soir, T = 38°3. P. = 80. *Sérum* 500 gr.
Urines rares et peu chargées.

20 juin. — Matin, T = 38°7. *Sérum* 500 gr.

20 juin. — Soir, T = 38°5.
Tympanisme abdominal ; urines très claires et très abondantes.

21 juin. — Matin, T = 38°7. *Sérum* 500 gr.

21 juin. — Soir, T = 38°8.

Le pansement est refait ; il dégage une odeur fécaloïde. Lavage sans pression ; le liquide ressort clair après issue de quelques débris fibrineux.

Le malade est purgé et, le *26 juin*, la température est redevenue normale. Le *28 juin*, on commence l'alimentation solide. Jusque-là, le malade n'avait pris que du champagne frappé, du café glacé, du lait, du bouillon. La température est normale. La convalescence va s'améliorant, et le malade quitte l'hôpital, guéri, le *30 juillet*.

OBSERVATION IV
(Inédite.)
Recueillie dans le service de M. le professeur Poncet.

ÉCRASEMENT DU MEMBRE INFÉRIEUR DROIT. — AMPUTATION SOUS-TROCHANTÉRIENNE. — CHOC OPÉRATOIRE. — INJECTIONS DE SÉRUM ARTIFICIEL. — GUÉRISON.

C...., Marie, 40 ans, sans profession. Entrée, le 6 octobre 1898, salle Ste-Anne.

En voulant descendre du tramway à vapeur de Neuville, elle a roulé sous les roues et a eu le membre inférieur droit écrasé.

On constate une fracture comminutive du tibia et une fracture au tiers inférieur du fémur. L'articulation du genou est complètement mise à nu. La peau, au niveau de la face antérieure de la racine de la cuisse est décollée jusqu'à l'ombilic. La malade est très pâle, très faible. Séance tenante, M. le professeur agrégé Bérard pratique l'amputation sous-trochantérienne. La malade s'affaiblit ; elle est très pâle, le pouls augmente ; à 120 le jour de l'accident, il en a près de 140 le 8. On fait une *injection de 500 gr. de sérum artificiel* en même temps qu'une injection antitétanique.

9 octobre. — Le pouls est descendu à 130, mais la malade est très pâle et très faible ; elle dit se sentir mieux que la veille ; on pratique encore une *injection de 500 gr. de sérum.* Sérum antitétanique en même temps. Pendant la nuit du 9, la température monte brusquement. Le 10, agitation. T = 39°6.

10 octobre. — Pouls 152. On injecte 500 *grammes de sérum.* La température descend et le pouls est moins fréquent.

Le 11, matin : pouls 148, T. 39°4.

Le — soir, — 142. T. 39°2.

12 octobre. — L'état s'améliore encore.

T° 38°4 le matin. Pouls, 128.

A partir de ce moment, oscillation de température entre 38° et 39°5, mais l'état s'est beaucoup amélioré. La malade cause, ne se plaint pas. Pansement.

17 octobre (anesthésie). — Ablation de lambeaux sphacélés : Lavage au permanganate (anesthésie). Suites bonnes. Pansement le 21, ablation de lambeaux sphacélés.

Le 20, la température qui, depuis le 21, oscillait autour de 38° monte à 39°6, en même temps que le pouls atteint 155. *Injection de sérum* (400 gr.) dans la soirée.

Le 27, matin : T. 38°5. Pouls 130.

— soir, T. 37. — 96.

Suites bonnes. Pansement sans anesthésie ; le 29, T. 37°4. La malade sort dans la première quinzaine de novembre.

OBSERVATION V

(Inédite.)

(M. le professeur agrégé Bérard.)

PYONÉPHROSE D'ORIGINE PUERPÉRALE. — OPÉRATION, CHOC
OPÉRATOIRE. — INJECTIONS DE SÉRUM ARTIFICIEL, GUÉRISON.

C..., Marie, 43 ans, sans profession entre, salle Ste-Anne, le
4 décembre 1897.

Plusieurs frères et sœurs en bonne santé. Santé délicate.
Mariée, a eu cinq enfants.

Il y a trois ans, elle accoucha d'un enfant mort. Un mois
après, elle éprouva subitement une vive douleur dans la région
rénale droite. Cette douleur alla en s'accusant pendant un
mois, puis elle vit apparaître une tuméfaction dans le flanc
droit. Peu à peu, elle devint du volume d'une tête de fœtus. A
ce moment, elle a un peu de gêne dans la miction, mais ses
urines n'ont jamais été troubles ni sanguinolentes.

Un médecin, consulté, l'envoya à l'Hôtel-Dieu. Elle entre, salle
Ste-Anne, à la fin d'avril 1894; elle avait alors une volumineuse
tumeur dans le flanc droit. On diagnostiqua une hydronéphrose
et, le lendemain de son entrée (mardi de Pâques), elle fut opérée d'urgence par M. Pollosson. Les suites de l'opération furent
simples et, trois semaines après, elle quittait le service complètement guérie, ne ressentant aucune douleur dans le côté.

Le 12 octobre de cette année, elle a été prise subitement de
douleur dans le côté droit. Les douleurs furent très vives au
début, puis se calmèrent vers le 6e jour. A ce moment, elle vit
se produire une tuméfaction dans le flanc droit, occupant à
peu près le même siège que celle qu'elle avait eue trois ans
auparavant. Depuis 17 jours, une ouverture spontanée s'est faite
au niveau de l'ancienne cicatrice de l'incision, et du pus s'est
écoulé en assez grande abondance. Le pus a toujours continué
à s'écouler depuis ce moment. Actuellement, les douleurs sont
légères. Dans le flanc droit on trouve, à la palpation, une
volumineuse tuméfaction faisant saillie sous les téguments, au
niveau de l'épine iliaque supérieure. Par la palpation, on arrive
à la délimiter assez facilement; en haut, elle est en contact
avec le foie; en dedans, elle gagne la ligne médiane à la partie

supérieure, puis se porte obliquement en dehors. Matité dans toute la région.

Par la palpation bimanuelle on prend facilement la tumeur entre les deux mains et on constate du ballonnement. Les intestins sont rejetés sur le côté gauche de l'abdomen. La malade a maigri beaucoup. Constipation légère, diminution de l'appétit.

La malade ne tousse pas et n'accuse aucune sueur nocturne. Les urines ont un dépôt blanchâtre assez abondant; ni sucre, ni albumine. Urée : 10,62 par litre. La température oscille entre 37° et 38°. Par l'ancienne incision s'écoule constamment du pus, mais en petite quantité.

Le 8 *décembre* 1897. — Intervention par M. le Dr Bérard, chef de clinique. Incision au niveau de l'ancienne cicatrice prolongée en avant et en bas. On arrive sur une masse inflammatoire constituée par l'atmosphère périrénale indurée et épaissie, très difficile à libérer des parties voisines ; cette coque limite une grande collection nettement fluctuante qui est évacuée, en grande partie, par ponction avec un gros trocart. Puis la coque est incisée, jusqu'à ce qu'on arrive sur le parenchyme rénal sclérosé, bosselé par des collections. La décortication, d'ailleurs facile, de ce rein suppuré conduit, en avant, sur une poche plus unie et plus mince, se prolongeant, en bas, du côté de l'uretère et représentant le bassinet très distendu encore par du pus, dont on termine l'évacuation par l'incision d'une des poches rénales. Le bassinet est ainsi facilement isolé. Une pince est posée sur l'uretère qu'on sectionne, puis le rein et le bassinet sont attirés sans peine vers la surface de la plaie lombaire. On pince le pédicule vasculaire très facilement ; ligature au catgut. La pince est laissée par précaution, ainsi que deux pinces plus petites placées sur les vaisseaux de la face interne de la coque inflammatoire périrénale. Le péritoine n'a pu être intéressé qu'à la partie antéro-inférieure de l'incision des parties molles, bien qu'à aucun moment on n'ait aperçu d'anse intestinale. T. le soir = 39°. Signes de péritonite dès la nuit suivante. *Injection de sérum*, 500 *grammes*, le soir même, dans le tissu cellulaire de la cuisse. Le lendemain matin, *sérum*, 500 *grammes*.

11 *décembre*. — La malade s'affaiblit de plus en plus, pouls

incomptable, respiration très faible ; on enlève les pinces, mais on ne peut faire de pansement étant donné l'état de la malade.

Sérum, 500 *grammes*, le pouls se relève, mais l'état est désespéré.

13 *décembre*. — On ne peut songer à panser la malade malgré le suintement qui s'est produit au niveau de la plaie ; l'état général est cependant meilleur. Pouls petit, fréquent, respiration moins faible, aspect cireux. *Sérum 500 grammes*.

15 *décembre*. — Délire hier soir et pendant la nuit. La malade s'est levée pendant son délire. Le pansement est en partie enlevé ; on le refait. Les mèches sont enlevées et remplacées. Pas d'hémorrhagie. La plaie ne donne pas issue à du pus. *Sérum*, 500 *grammes*. T. = 38°1 le matin, 39° le soir. La malade est dans un état bien meilleur ; elle répond aux questions posées. Les forces reviennent. Elle s'alimente avec du lait et du bouillon,

21 *décembre*. — La malade a repris un peu de force, mais température élevée avec oscillations. Les mèches de gaze sont souillées d'un liquide séro-purulent à chaque pansement. Pouls petit, intermittent le soir.

22 *décembre*. — Pouls petit, intermittences continuelles. T. = 39,9. Somnolence. On constate, pendant le pansement, un abcès de la paroi, du volume d'un œuf. Il est incisé et drainé. *Sérum*, 500 *grammes*.

3 *décembre*. — Température moins élevée. Amélioration sensible. Moins de pâleur, rien dans les urines.

4 *janvier*. — Urines claires, presque incolores (1,300 gr.).

5 *janvier*. — Urines un peu plus colorées (1,200 gr.).

8 *janvier*. — Urines 1,200 gr., jaunâtres. Léger dépôt.

État général bon. La malade se lève depuis trois jours ; l'appétit revient.

30 *janvier*. — La malade quitte le service, guérie. Malgré les grandes dimensions de la cicatrice, pas de menace d'éventration, du moins pour le moment. La quantité de sérum injecté a été de 3,000 *grammes*.

OBSERVATION VI

(Inédite.)

Recueillie dans le service de M. le professeur Ollier.

AMPUTATION DE CUISSE AU TIERS INFÉRIEUR POUR TUMEUR BLANCHE DU GENOU, CHEZ UN MALADE TRÈS FAIBLE. — CHOC OPÉRATOIRE GRAVE. — INJECTIONS DE SÉRUM ARTIFICIEL. — GUÉRISON.

B..., 33 ans, cultivateur, entré, le 28 avril 1898, salle St-Sacerdos, pour une tumeur blanche du genou qui évolue depuis trois ans environ. Soigné jusqu'ici par la révulsion et les pointes de feu.

Résection, le *4 mai 1898*, par M. le professeur agrégé Chandelux. Trois semaines environ après l'opération, la tuberculose reprend son évolution. Le malade s'affaiblit très rapidement. Nutrition défectueuse, pouls misérable. Réapparition de la fièvre hectique.

Le *6 juin 1898*. — M. le professeur agrégé Chandelux pratique l'amputation de la cuisse au tiers inférieur. Choc grave. Pouls filiforme à peine perceptible; coma; dyspnée. L'état est désespéré. Deux heures après l'opération, M. le chef de clinique Gayet pratique une injection *sous-cutanée de sérum artificiel* (300 gr.). Le pouls se relève presque immédiatement, le malade sort peu à peu de sa torpeur, mais reste très abattu. On injecte 300 *grammes de sérum* dans l'après-midi, et 300 gr. dans la soirée.

7 juin. — Pouls plein, bon. T = 39°. *Injection de sérum* 300 gr.

8 juin. — Le malade cause; il a encore le teint cireux et l'air affaibli; 300 *grammes de sérum*.

Suites bonnes. Le 10 *juin*. T = 37, pouls normal.

Actuellement (*20 juillet*) le malade se lève; il mange ; a bon aspect et se sent bien.

Mais nous ne voulons pas être absolu, et quoiqu'accordant nos préférences à l'injection moyenne et souvent répétée, nous laisserons l'appréciation au bon sens ou plutôt au sens clinique du praticien qui tâche de proportionner les doses et le nombre de ses injections à la gravité de l'état du malade. Ce que nous venons de dire a trait à la thérapeutique du grand collapsus post-hémorrhagique ou de l'état de schock. Quand il s'agit de pertes sanguines en nappe il faut restreindre la quantité; en effet, comme nous le verrons à propos du mode d'action, le sérum jouit de propriétés hémostatiques et, si l'on use de doses trop fortes, la tension exagérée qui en résulte chasse le caillot au fur et à mesure de sa formation et l'hémorrhagie continue.

C'est pour ne pas avoir obéi à ce principe, que M. Fourmeaux attribue la mort d'une de ses malades qui succomba à une hémorrhagie incoercible, après avoir reçu des doses massives et répétées de sérum. Voici cette observation qu'il nous a semblé intéressant de relater.

OBSERVATION VII

HYSTÉRECTOMIE VAGINALE. — HÉMORRHAGIES PÉRITONÉALES INCOERCIBLES. — INJECTIONS SALINES RÉPÉTÉES (1,800 GRAMMES). — MORT.

Augustine B...., 21 ans, domestique, entrée à l'hôpital pour des métrorrhagies qui datent de six semaines, ont cessé 15 jours pour reparaître depuis cinq jours. Cette jeune fille qui fut réglée à 17 ans et qui, à 19 ans, dut subir un accouchement artificiel après une grossesse normale, avait eu, à cette époque des accidents de pelvi-péritonite, dit-elle, ou plutôt d'infection puerpérale.

Les règles viennent actuellement tous les mois durant huit jours, mais sont très douloureuses. La période prémens-

truelle et les deux premiers jours des règles sont particulièrement pénibles. Depuis un an, elle a d'abondantes pertes
blanches. Il y a trois semaines, sans être enceinte, elle est
subitement tombée; de violentes coliques la font souffrir et ses
douleurs abdominales s'irradient vers les lombes. Dès ce jour,
elle doit se coucher. Les règles sont venues 15 jours auparavant, ont duré 12 jours et été extrêmement douloureuses.
Le sang était parfois très abondant, parfois presque séreux,
caillé ou non, jamais l'écoulement n'a eu d'odeur spéciale;
nous constatons qu'il est de couleur chocolat. L'état général
est assez satisfaisant.

L'examen des organes génitaux permet de constater un
hémato-salpynx gauche avec latéro-flexion de l'utérus.

30 mai. — Laparotomie médiane; on constate aussitôt une
congestion intense du petit bassin. Des adhérences intestinales,
récentes et lâches saignent abondamment lorsqu'on les dilacère pour séparer l'oviducte.

Le chirurgien lie et sectionne la trompe, mais le tissu inflammatoire est friable, ses fils coupent; on constate une hémorrhagie en nappe du pédicule.

A gauche mêmes lésions, même procédé opératoire; hémorrhagie en nappe. L'utérus est énorme, dur. M. Duret
fait l'hystéropexie. Drainage pelvien. Tamponnement à la
Mickulicz.

Suites opératoires. — P. 90, petit; la malade sue beaucoup;
elle cause facilement; il y a un peu de subdelirium. Le pansement n'est pas souillé. T. 37,4.

31 mai. — T. 40°4. P. 30, petit; précipité; Augustine B... est
pâle, exsangue. M. Duret la fait transporter sur la table d'opération, tamponne le pelvis, après l'avoir lavé et, incisant le
cul-de-sac postérieur fait un drainage abdomino-vaginal.

Aussitôt après: *injection saline de 600 grammes* dans l'aisselle
droite; absorption très rapide en 20 minutes; frisson peu
accusé; une heure après cette thérapeutique la malade est
rosée, ses lèvres teintées, son regard est plus vif.

P. ample, fort = 100, R. 16.

A 2 heures, M. le professeur Duret la revoit. La trouvant
mieux, et pouvant plus facilement supporter un peu de fatigue,

Il fait un tamponnement vaginal très serré à la gaze iodoformée ; *nouvelle injection saline de 800 grammes.*

A 4 heures, sueurs profuses, baillements fréquents ; hypothermie.

Le pansement est toujours teinté de sang. P. 130. R. 12. T. 36°2. Lavement de café.

Depuis ce temps l'hémorrhagie ne s'est jamais arrêtée, et le pansement fait à 11 heures était souillé complètement, le sang s'écoulait par les drains vaginal et abdominal. Le chirurgien avait épuisé toutes les ressources de la thérapeutique ; il fallait se résigner. Nouvelle *injection saline de 400 grammes,* à 11 heures. Mort à minuit et demi.

Dans ces cas d'hémorrhagies en nappe, Chazan, Wiercinzky, Giraud ont obtenu de beaux résultats avec des doses variant de 100 à 200 gr. Fancy, dans sa thèse, consigne dix-sept succès avec des quantités de liquide variant de 200 à 300 gr. ; rarement il usa, en une fois, de 500 gr. Après de patientes recherches expérimentales, Fourmeaux estime que 150 ou 200 gr. suffisent.

Quelle est la *température* du liquide la plus favorable ? Il est bien évident que c'est celle qui se rapprochera le plus de la température humaine ; supérieure, elle occasionnera des accidents de calorification ; inférieure, elle pourra amener un refroidissement général notable, particulièrement défavorable à un grand blessé en hypothermie le plus souvent. Un certain temps est nécessaire à l'écoulement du sérum et à son infiltration dans les mailles du tissu cellulaire ; aussi pour qu'il arrive à 37°, faut-il qu'il soit préparé à une température supérieure que M. Guinard fixe à 45°. « Il faut que le liquide soit versé dans un entonnoir à une température de 45° pour qu'il

arrive sous la peau à l'état voulu, c'est-à-dire à 36° ou
37°. Comment apprécier la température de ce liquide
stérilisé sans le contaminer? Surtout n'essayez pas
d'y plonger un thermomètre: cet instrument vient
d'une aisselle ou même d'ailleurs. Il est beaucoup
plus simple d'avoir toujours deux litres de sérum
préparé à l'avance. Portez un de ces litres à l'ébullition et versez d'abord dans l'entonnoir un demi-litre
de sérum froid; ajoutez à cette solution froide une
dose égale de sérum en ébullition et vous êtes assuré
d'avoir dans l'entonnoir un mélange à 45° environ ».

M. Quenu (1) a proposé de mettre à contribution les
propriétés exothermiques de l'acétate de soude. Chevretin a fixé le dispositif de l'appareil. Une aiguille
de Pravaz est fixée à un tube de caoutchouc. Ce tube
s'adapte à une des extrémités d'un ballon de verre
rempli de sérum préparé à l'avance. Au moment de
l'injection, on place le tube d'écoulement dans le
récipient à acétate de soude. Ce récipient, composé
de deux boîtes métalliques réunies par une charnière
a été, au préalable, chauffé, pendant une quinzaine
de minutes, dans de l'eau, à 70° ou 80°. Le sel a fondu.
Dès que la température est à 58° environ, on commence l'injection. L'acétate cristallisant dégage une
chaleur constante qui élève la température du sérum
à 37° environ.

Cet appareil est, évidemment, très commode, mais,
en pratique courante, on l'aura fort rarement à sa
disposition. Aussi recommandons-nous spéciale-

(1) QUENU. — Société de Chirurgie du 17 mars 1897.

ment la méthode de M. Guinard mentionnée plus
haut.

III° LIEU DE L'INJECTION ET MANIÈRE DE LA PRATIQUER

Le tissu cellulaire particulièrement lâche comme
celui des fesses, de la région externe des cuisses, de
l'aisselle, de la paroi abdominale antérieure est tout
indiqué. Parfois, on introduira l'aiguille dans les
masses charnues ; certains auteurs ont remarqué
que ces injections intra-musculaires étaient moins
douloureuses et l'absorption beaucoup plus rapide
ainsi qu'il résulte d'une expérience de M. le professeur agrégé A. Pollosson. Chez une malade à qui il
pratiqua successivement l'injection intra-muscu-
laire et l'injection sous-cutanée, il vit le liquide dis-
paraître environ trois fois plus vite dans le premier cas. C'est aux fesses ou dans les muscles antérieurs de la cuisse qu'on pratiquera ces injections intra musculaires. Quoi qu'il en soit, il ne
faudra pas embrocher le derme trop obliquement,
car le liquide s'écoule difficilement ; on augmente la
pression, ce qui est fort pénible. C'est également
pour éviter ces douleurs qu'il faut injecter avec lenteur, sinon il y a compression du tissu cellulaire
voisin et augmentation de la résistance ; c'est là
un des avantages du bock qu'on élève et abaisse
à volonté. On favorisera la pénétration du sérum
par un doux massage de la partie soulevée et
distendue par le liquide. Enfin, pour éviter de dé-
coller trop loin les tissus, on fera bien de varier ses

points d'attaque. L'opération terminée, on pratiquera une occlusion au collodion après avoir comprimé un instant la petite porte d'entrée.

IV° Appareil a employer

Nous n'insisterons pas plus sur les conditions naturelles d'antisepsie des appareils que sur celles des régions.

M. Boureau (1) a fait une étude approfondie de ces appareils. Pour nous, le plus simple et le plus pratique sera le meilleur. Nous laisserons, par conséquent, de côté les séro-transfuseurs perfectionnés pour nous arrêter à ceux que le médecin a presque toujours sous sa main. Ce seront un Potain ou un Dieulafoy qu'on armera de l'aiguille n° 2 de préférence, aiguille qui, grâce à son moyen calibre, fournit un débit suffisant tout en ne produisant qu'une piqûre insignifiante. Ce seront encore les diverses seringues qu'elles soient de Debove, de Harau, d'Olivier, de Roux ou de Champetier de Ribes, *D'ailleurs, une simple aiguille de Pravaz fixée à une sonde uréthrale en caoutchouc rouge adaptée à une seringue à hydrocèle peut suffire.*

On se servira également des appareils dits à pression naturelle. M. Michaux décrit un dispositif des plus pratiques. C'est un entonnoir en verre muni d'un long tube de caoutchouc bouilli auquel on fixe une aiguille quelconque, de préférence la canule n° 2 du Potain ou du Dieulafoy. M. Michaux recom-

(1) BOUREAU. — Thèse de Paris, 1898.

mande l'emploi de l'entonnoir en verre épais, meilleur que le bock de verre qui se brise plus facilement.

Un aide maintient l'entonnoir de la main droite et pince le tube de caoutchouc, de la main gauche, pour arrêter ou régler l'écoulement à volonté. M. Guinard accroche un laveur en verre, à 1 m. 50 au-dessus du plan du lit. Le liquide pénètre lentement et sans provoquer de douleur dans le tissu cellulaire. On compte plus d'une heure pour qu'il en passe un litre, sauf dans les cas d'hémorrhagies graves, où un litre disparaît en moins d'un quart d'heure. En élevant plus ou moins haut le laveur ou le bock, on fait varier à volonté, la pression du liquide. Rien n'est plus facile, en outre, que de réaliser les exigences de l'antisepsie, en faisant bouillir le tube et le bock en verre, pendant une demi-heure environ. Avec ce dispositif simplifié, le liquide n'entre que progressivement, sans violence, contrairement à ce qui se passe dans les appareils Potain, Dieulafoy ou dans les appareils quelconques avec soufflerie ou pression manuelle. Chose importante : le chirurgien peut laisser l'injection se faire toute seule, sans que sa présence soit nécessaire.

En résumé : tout peut servir, même *un simple entonnoir muni d'un tube quelconque* auquel, dans les cas d'urgence de la pratique civile et militaire, le médecin adaptera une aiguille ou un trocart, objets toujours contenus dans sa trousse.

Dans certaines occasions, enfin, on utilisera avec avantage, l'absorption par la voie intestinale. L'ex-

périence montre que les *injections intra-rectales*
rendent de réels services. Nous avons vu, à la clinique d'accouchements de Lyon, M. le professeur
Fochier les employer avec succès. Avec son autori-
sation, nous publions l'observation suivante que
nous avons recueillie dans son service.

OBSERVATION VIII

(Inédite.)

PLACENTA PRŒVIA. — HÉMORRHAGIES. — ACCOUCHEMENT PRO-
VOQUÉ. — RUPTURE ARTIFICIELLE DES MEMBRANES. — BALLON
DE CHAMPETIER. — EXTRACTION PAR LES PIEDS. — HÉMORRHA-
GIE ARRÊTÉE PAR L'INJECTION INTRA-RECTALE DE SÉRUM
ARTIFICIEL (500 GR.). — COLLAPSUS. — INJECTION SOUS-
CUTANÉE DE SÉRUM ARTIFICIEL. — GUÉRISON.

G..., Joséphine, 30 ans, ménagère, entrée le 10 février 1898, à
la Clinique obstétricale.

Réglée à 14 ans, régulièrement. Neuf accouchements antérieurs, dont 2 fausses couches : une à six mois, l'autre à huit.
5 enfants vivants et bien portants, les autres morts d'affections
indéterminées. Une fois, il y eut présentation du siège.

La grossesse actuelle est presque au 8e mois; jusqu'à présent, elle avait évolué normalement. Le 8 février 1898, première perte sanguine, ayant duré environ un quart d'heure,
avec une très grande abondance, puis avec une abondance
moindre pendant 2 heures. Aucun traitement n'a été institué
pour cette hémorrhagie, que la malade aurait vu cesser par
l'ingestion de café noir? Le lendemain matin, à 9 heures, nouvelle perte qui dure jusqu'au soir; à ce moment, léger répit,
puis, de nouveau, hémorrhagie jusqu'au moment de l'intervention.

Effrayée par ces pertes, la malade entre à la clinique le 10 février à deux heures du matin. A 9 h. 40 on se décide à intervenir.

S. I. G. P. Rupture artificielle des membranes; tentative infructueuse d'extraction manuelle, par suite de la difficulté qu'il y a à abaisser le pied.

A 10 heures, ballon de Champetier, gonflé avec 3 seringues d'eau. A 11 h. 1/4, quelques douleurs. Nouvelle seringue d'eau dans le ballon ; tractions.

A 1 h. 10 dilatation de l'orifice externe à 4 centimètres. L'hémorrhagie continue et le sang s'accumule derrière le ballon.

A 1 h. 1/2 douleurs plus fortes, orifice interne encore tendu et résistant ; l'hémorrhagie continue.

A 1 h. 45 anesthésie ; nouvelle seringue d'eau dans le ballon, tractions. L'orifice interne cède et le ballon est expulsé à 1 h. 58. Procidence du cordon, extraction par les pieds en trois minutes, A 2 h. 02 la délivrance est achevée. Enfant en état de mort apparente et qui ne tarde pas à succomber.

Injection iodée intra-utérine. L'utérus revient bien, il est dur. Le segment inférieur saigne toujours. Le sang s'écoule lentement pendant les contractions.

Deux heures et demie après l'accouchement, la malade perd toujours, l'expression de l'utérus fait sortir 200 gr. de caillots environ. Tendance à la syncope. « J'ai vu noir », dit la malade. Pouls petit, rapide, irrégulier, variable. Flagellation de la face. Ergotinine Tanret : VI gouttes en injection. *Lavement de 500 grammes de sérum artificiel à 9 pour 1.000.* L'hémorrhagie s'arrête. Dans la soirée, *injections répétées de sérum artificiel (1.200 grammes environ)* à la cuisse gauche. Le soir, la malade est hors de danger et va aussi bien que possible.

M. le professeur agrégé Bérard nous communique également le cas suivant dans lequel on usa avec avantage de l'injection intra-rectale.

OBSERVATION IX

(Inédite.)

EXTIRPATION D'UN ÉNORME FIBROME DE L'UTÉRUS. — PHÉNOMÈ-
NES ALARMANTS DE DYSPNÉE EXTRÊME ET DE TACHYCARDIE. —
INJECTIONS SOUS-CUTANÉES ET INTRA-RECTALES DE SÉRUM
ARTIFICIEL. — GUÉRISON.

Mme V..., 46 ans, porteur d'un énorme fibrome utérin qui
ne put être opéré au printemps de 1898, vu l'état de la malade.
A la suite d'une grippe assez sévère dont elle est convalescente;
elle présentait à cette époque, aux deux bases, des signes de
congestion et souffrait de points de côté certainement pleuraux.

Le 10 juin 1898 on lui enlève son fibrome à la maison de
Santé; son poids est de 4 kilog. L'opération est assez simple;
amputation sus-vaginale. Les suites immédiates furent bonnes, mais, le quatrième jour, sans cause apparente, il y a une
congestion pulmonaire intense des deux côtés avec dyspnée
vive. T. = 39°2. Ces accidents, qui ne sont pas en relation avec
la plaie, cèdent au bout de deux jours par applications répétées de ventouses sèches aux deux bases, et par l'administra-
tion d'une potion à la morphine, le tolu et l'alcool. Le 10e jour
après l'opération, l'état local, comme d'ailleurs l'état général,
est excellent. T. = 37°5.

A ce moment le pédicule de la tumeur que l'on avait exter-
riorisé au moment de l'opération, est sectionné au-dessous de
la broche qui le soutenait, quoiqu'il ne fût pas complètement
sphacélé. Cette section a pour but de supprimer un petit
clapier purulent qui s'était formé entre le pédicule et les bords
de la plaie de la paroi abdominale. Un léger suintement sanguin se produit. Il est tari par la simple compression; mais,
on remarque, sur la tranche du pédicule, de grandes lacunes
béantes toutes disposées pour l'absorption des liquides de la
plaie. Le soir même, la malade se plaint de frissons, la température monte à 39°2, la dyspnée est extrême, le pouls est
à 110. Même état pendant la nuit. Le matin suivant, ventouses
et morphine. A midi, la dyspnée a augmenté. T. = 39°8. L'état
de la malade est très inquiétant : elle se plaint de vives

douleurs vers la plèvre gauche. Pourtant il n'y a pas de crachats hémoptoïques, et pas d'autres signes d'infarctus que cette dyspnée. A l'auscultation on entend des râles fins de congestion diffuse aux deux bases sans localisation nette. Devant cet état de choses et devant l'échec des ventouses que l'on applique de nouveau aux deux bases, on pratique *deux injections de sérum artificiel de 400 grammes chacune* (Na Cl 8 gr., eau distillée, 1 litre), pendant l'après-midi, dans le tissu des muscles antérieurs de la cuisse. Pas d'effets immédiats ; mais, le soir même, la langue qui, le matin, était sèche et rôtie, devient humide et rosée. Le pouls, plus plein, s'abaisse à 100. et la malade, vers minuit, peut reprendre la position étendue sans suffocation. Dans le milieu de la nuit on pratique une *injection intra-rectale à 700 gr. de sérum artificiel, (8/1000).*

Le lendemain, T. 38°8 ; dyspnée beaucoup moindre, pouls 95. Le point de côté diminue notablement, bien qu'il y ait encore des râles congestifs aux deux bases ; la langue est humide, l'aspect général plus rassurant, la malade se sent mieux. Depuis, la convalescence s'est poursuivie sans incident. Quatre jours après la température est redevenue normale et la cicatrisation de la plaie se poursuit.

Ces observations montrent suffisamment tout le parti que l'on peut tirer des lavements d'eau salée à 10 p. 1000 environ, dans les cas où des blessures occupant de vastes étendues de la surface cutanée rendent très délicate ou impossible l'injection interstitielle, et dans les cas où on est obligé d'abandonner cette partie du traitement à des aides inexpérimentés.

CHAPITRE III

Modes d'action. — Indications.

Chez un grand blessé, quelle que soit, d'ailleurs, la nature du traumatisme, le mécanisme de la mort, si aucun organe essentiellement vital n'est altéré dans ses fonctions, est la conséquence de deux états pathologiques: l'hémorrhagie et le schock. Après avoir rapidement passé en revue l'action du sérum sur l'organisme en général, nous l'étudierons dans ces deux cas particuliers :

I° PHÉNOMÈNES GÉNÉRAUX CONSÉCUTIFS A UNE INJECTION DE SÉRUM

Presqu'immédiatement une transformation s'opère dans tout l'organisme. « Le pouls, dit M. Michaux (1), augmente d'amplitude et diminue de fréquence. Ses pulsations sont mieux frappées, les mouvements respiratoires prennent aussi plus d'am-

(1) Société de Chirurgie, 8 janvier 1896.

pleur. Les effets sur la température sont variables. Dans les cas de température basse, on la voit s'élever plus ou moins brusquement jusqu'à 38°, 39°, pour redescendre ensuite au voisinage de 37°. Chez un vieillard de l'hospice d'Ivry, atteint d'infection urinaire et de pneumonie, on vit la température descendre de 39° à 38°4, 38°2 en même temps que le pouls diminuait de fréquence et tombait de 110 à 96, 90. »

Nous n'insisterons pas sur les phénomènes critiques cités souvent dans les injections intra-veineuses, plus rarement dans les injections sous-cutanées, phénomènes rappelant dans ses grandes lignes l'accès palustre avec ses trois stades: frisson, chaleur, sueur.

Qu'il nous suffise de signaler que sous l'influence du sérum artificiel, le *pouls* devient moins dépressible, plus fort, plus régulier, et que la *pression* augmente. Quant à la *température*, elle semble généralement s'abaisser : Debove l'a bien observée et Sapelier a même signalé une décroissance thermique aboutissant au collapsus et à la mort.

L'*élimination* est favorisée, les poumons exhalent davantage; il n'est pas rare d'observer une sudation générale, parfois très marquée, et une sécrétion urinaire passant de 400 gr. à 700, 1.000, 2.000 gr. et même davantage. A côté de ces phénomènes qui seront de bonne augure, on a signalé des *accidents*.

Nous ne ferons qu'énumérer l'*œdème pulmonaire*, la *dyspnée*, l'*hydrothorax* dont Fourmeaux rapporte trois cas, le *point de côté*, dû, pour le même auteur, à la distension brusque de la rate qui, au cours des injections artificielles, augmente considérablement de volume, comme cela résulte d'une observation, suivie d'autopsie, de M. Duret. Ces accidents, dont l'œdème pulmonaire est le plus grave, sont extrêmement rares durant l'hypodermatoclyse, et encore cet œdème aigu est-il facilement curable par la saignée et par le sulfate de strychnine, comme l'a montré M. Huchard (1).

IIᵒ Mode d'action du sérum dans les hémorrhagies

Les études expérimentales faites dans le but de la recherche de ce mode d'action sont nombreuses. Schwartz (2), de Halle, prouva le premier, en 1881, que lorsqu'un animal succombe par hémorrhagie, il y a encore dans son organisme une quantité de sang suffisant pour le ramener à la vie si ce sang pouvait circuler. Cet auteur enlève à deux séries d'animaux les 2/3 de leur sang. A la première série, il pratique des injections de sérum artificiel et la guérison survient. A la deuxième série, il se contente d'arrêter l'hémorrhagie et la mort ne tarde pas à se produire. Harrocks estime que, dans ce cas, le dénouement fatal vient du cœur, par suite de la chute de la pression sanguine. Il résulte de ses expériences, postérieures, du reste, à celles de Hayem qui avait attribué à l'augmentation de la tension vasculaire

(1) Huchard. — *Journal des Praticiens*, 1896.
(2) Thèse d'agrégation, 1881.

et de la masse sanguine l'action bienfaisante du sérum, que:

1° Quand un malade a succombé par hémorrhagie rapide, il y a encore dans son organisme suffisamment de sang pour empêcher la mort, si ce sang pouvait circuler.

2° La mort par hémorrhagie est attribuable au cœur par suite de la chute de pression, pression qui peut remonter si on injecte une quantité de liquide égale à celle du sang perdu.

Reprenant récemment ces expériences, le Dʳ Faney a bien montré le rôle efficace du sérum dans l'augmentation de pression. Celle-ci étant de 0,05, après la saignée, remonte à 0,10 après l'injection sous-cutanée. De plus, la *quantité n'est pas nécessairement égale à celle du sang perdu*. La clinique l'a, du reste, abondamment prouvé avec de Bellina, Neudorfer, Wierclnsky, Weiss. Entre leurs mains, des anémies graves furent guéries par des doses variant de 120 à 400 gr. Il semble qu'il suffise d'irriguer convenablement le centre vaso-moteur bulbaire pour qu'il se reprenne et rétablisse la tension sanguine.

En définitive, l'augmentation de pression est le mode d'action du sérum artificiel lorsqu'il s'agit de pertes sanguines. Mais tout ce que nous avons dit jusqu'à présent a trait au collapsus post-hémorrhagique. Le sérum jouit encore d'une autre propriété: l'*hémostase*. Hayem l'avait déjà prévu lorsqu'il disait (1):

(1) HAYEM. — Du sang.

« Des expériences que j'ai faites permettent de considérer la transfusion comme un moyen de produire l'hémostase en augmentant la coagulabilité du sang stagnant. Mais, en même temps, elles font voir que le sang complet est le moins actif de tous les liquides qui pourraient, dans ce but, être injectés dans les vaisseaux. On pourrait donc, dans les cas où la coagulabilité du sang paraît plus effacée encore, se servir du sang défibriné ou du sérum. Peut-être réussirait-on parfaitement avec la solution chlorurée sodique à 0,70 pour 100. »

Tout récemment, grâce à des expériences remarquablement conduites, M. Faney a bien mis en évidence ce rôle hémostatique. Il prend un chien de 12 kilos, lui sectionne le couturier et produit une hémorrhagie en nappe, variété considérée comme difficile à maîtriser. 100 cc. sont injectés, l'hémorrhagie cesse. A ce moment, section transversale du couturier de l'autre jambe, non suivie d'hémorrhagie. Le même auteur ajoute qu'au cours des recherches qu'il pratiqua pour trouver les modifications de pression à la suite d'injections de sérum artificiel, il fut toujours considérablement gêné par l'augmentation de coagulabilité du sang et la formation de caillots qui en résultaient.

Quelques mois après le Dr Fourmeaux arrivait aux mêmes conclusions. Mais, pour lui, ainsi que nous l'avons dit dans le chapitre II, à propos de la quantité à injecter, si l'on veut constater le rôle hémostatique des solutions salines, il faut employer de faibles doses. Si celles-ci sont trop fortes, la ten-

sion est considérable et chasse le caillot; l'hémorrhagie ne s'arrête pas.

IV° Modes d'actions dans le schock

L'état de schock consécutif aux grands traumatismes chirurgicaux ou accidentels et, dans cette dernière catégorie, tout particulièrement aux plaies par
armes à feu et aux grands écrasements est, suivant la
définition de Piéchaud (1), « caractérisé par l'affaiblis-
sement des pulsations du cœur, l'abaissement de la
température, la pâleur des tissus, un certain degré
d'anesthésie, joints à la faiblesse musculaire avec
conservation de l'intelligence ». Or, il semble bien
établi aujourd'hui, tout particulièrement depuis les
travaux de Koch, de Filehne, de Polis, enfin de Scagliosi que l'état de schock correspond à une commotion diffuse des centres nerveux encéphaliques mé-
dullaires et sympathiques et que cette commotion
traduit des lésions microscopiques des cellules ner-
veuses rapportées surtout à des troubles vaso-moteurs. D'après Scagliosi (2), dans cette commotion il y
a un trouble de la circulation dans les vaisseaux des
centres nerveux qui restent en vaso-constriction
par irritation des centres vaso-moteurs, d'où nutrition insuffisante et échange ralenti des éléments
histologiques de l'axe cérébro-spinal. Dans ces conditions, on conçoit qu'en relevant la tension générale dans le système circulatoire, on produise, d'après

(1) Thèse d'agrégation. — Paris, 1880.
(2) Scagliosi. — Arch. f. pathol. Anat. u. Physiol., CLII., 3.

une loi physiologique bien connue, une vaso-dilatation mécanique qui intéressera les vaisseaux des centres nerveux au même titre que les autres et rétablira l'équilibre des échanges. On constate, en effet, qu'aussitôt après l'injection, le pouls qui était petit, défaillant, irrégulier, se relève et se règle en même temps qu'il reprend de la tension ; comme corollaire, la température, jusque-là inférieure à la normale, remonte à 37°5, 38° même, la respiration diminue de fréquence et augmente d'amplitude. A cette action mécanique de l'injection massive de sérum il faut ajouter une action réelle sur les centres vaso-moteurs eux-mêmes, dont la nutrition se trouve ainsi assurée.

IV° Indications

De ce que nous venons de dire il résulte que le sérum est indiqué dans l'hypotension. Voici un blessé dont le pouls est petit, mou, dépressible, fréquent, de fréquence telle, parfois, qu'il en est incomptable et imperceptible, même au niveau des artères superficielles, pédieuse, radiale, temporale. Son cœur a des battements sourds, ébauchés, précipités ; il y a des intermittences fausses et même vraies, en un mot c'est l'état caractérisé sous le nom de folie cardiaque. Les téguments sont pâles, couverts d'abondantes sueurs froides. Les narines sont entr'ouvertes, les yeux creux, les pupilles dilatées ; l'indifférence, l'insensibilité sont absolues ; la respiration est superficielle, irrégulière, affecte parfois le type de Cheyne-Stokes et les urines sont rares; en un mot il y a de l'ataxie organique.

Que cet état soit le fait d'abondantes pertes sanguines ou d'un état nerveux spécial appelé schock et consécutif au traumatisme, il faut agir, car la mort est imminente. Le sérum artificiel répond bien à ces indications, comme le montrent les observations suivantes.

On remarquera, dans celles qui ont été suivies de décès, que la mort fut le fait d'une complication surajoutée au traumatisme : perforations intestinales (Obs. XIII, XV); abcès du cerveau et fracture de la colonne vertébrale (Obs. XIV), et que, toujours; les accidents dus au seul fait du traumatisme, furent améliorés par le sérum.

OBSERVATION X
(Inédite)
M. le professeur Poncet.

OPÉRATION D'APPENDICITE PENDANT LA GROSSESSE. — AVORTEMENT. — HÉMORRHAGIE FORMIDABLE SUIVIE DE COLLAPSUS. — INJECTIONS SOUS-CUTANÉES ET INTRA-RECTALES DE SÉRUM ARTIFICIEL. — GUÉRISON.

Mme C., 36 ans. Comme antécédents trois crises de coliques appendiculaires dont la dernière est survenue dans le cours d'une grossesse jusque là normale. Elle fut suivie d'infection salpingo-utérine, d'avortement et de septicémie puerpérale (1).

En novembre 1897, elle fut opérée une première fois à la maison de Santé. Il y avait de l'empâtement au niveau de la fosse iliaque. Il est impossible d'enlever l'appendice à ce moment (Mickulicz) que l'on extirpe sous anesthésie vingt jours après l'opération. Guérison. Cependant, les douleurs d'appen-

---

(1) BOULLIER. — Thèse de Lyon, 1897, Obs. XIII.

dicité n'ont pas complètement disparu et, à l'occasion d'une nouvelle grossesse au premier mois; une nouvelle poussée d'appendicite subaiguë s'étant produite, il faut intervenir (juillet 1898.)

On sent un certain empâtement au niveau de la fosse iliaque droite, mais moins étendu que la première fois. Les douleurs, dans l'intervalle des crises sont également moins fortes qu'avant la première intervention, aussi espère-t-on pouvoir libérer l'appendice de ses adhérences.

L'incision sur l'ancienne cicatrice conduit sur un paquet inflammatoire constitué par le cœcum et les dernières anses grêles de l'iléon accolées à lui. Décollement très laborieux du cœcum; on arrive enfin sur l'appendice qui est appliqué, en arrière de lui, contre la fosse iliaque droite. Pour enlever l'appendice il faut le sculpter dans les adhérences et l'exciser par morceaux. Au cours de ces manœuvres, le cœcum est assez largement ouvert. Sutures Lambert sur le cœcum et sur le petit moignon de l'appendice. Suites immédiates bonnes localement. Mais, cette intervention détermine un avortement ; expulsion d'un fœtus au deuxième mois et, le lendemain, hémorrhagie utérine formidable. On trouve la malade exsangue dans son lit, assez tôt heureusement pour pouvoir la remonter grâce aux *injections sous-cutanées* de sérum artificiel et *aux lavements salés* (Mme C... reçut 750 gr. de sérum artificiel en injections, et 500 gr. en lavements par jour, pendant trois jours consécutifs). Le lendemain curetage qui nettoie complètement l'utérus. La malade guérit.

OBSERVATION XI

(Inédite)

M. le professeur Poucet.

FRACTURES COMPLIQUÉES DE LA CUISSE DROITE ET DE LA JAMBE GAUCHE APRÈS UNE COLLISION DE CHEMIN DE FER. — RÉSECTION DU FÉMUR ET DES DEUX OS DE LA JAMBE. — ÉTAT DE SCHOCK. — INJECTIONS DE SÉRUM ARTIFICIEL. — GUÉRISON.

F..., 42 ans, vigoureux, paludéen assez fortement éprouvé par un séjour aux colonies (Tonkin et Madagascar) est blessé, le

— 52 —

25 décembre 1897, à minuit, dans une collision de chemin de fer (Péage-de-Roussillon). Il est amené, le lendemain matin, à la Maison de Santé avec des fractures compliquées (cuisse droite et jambe gauche). Les plaies sont souillées de poussière et de parcelles de vêtements, à la cuisse droite surtout; la peau est largement décollée autour des fragments qui font saillie au dehors.

A 3 heures de l'après-midi, M. le professeur Poncet pratique la résection diaphysaire de la cuisse droite et, dans la même séance, la résection diaphysaire des deux os de la jambe gauche avec contre-ouverture de drainage. Cette intervention est faite aussi rapidement que possible à cause de l'état de schock dans lequel se trouve le blessé qui, cependant, fait preuve d'une rare énergie. T° 38°5; le pouls est rapide, petit; il y a des soubresauts tendineux. Sérum antitétanique à titre préventif et *750 grammes de sérum artificiel* dans la cuisse saine et dans le tissu cellulaire de la paroi abdominale.

Le lendemain, température assez élevée. On pratique une nouvelle injection de *750 gr. de sérum artificiel*, après laquelle le pouls, jusque-là assez mou et rapide, se relève en même temps que l'abattement général diminue. *Les injections de sérum sont poursuivies à la même dose pendant cinq jours.* A ce moment, la tension sanguine est suffisante et l'état général s'est amélioré; de plus le blessé, ancien paludéen, présente quelques frissons. On supprime alors le sérum et on administre quelques doses de quinine grâce auxquelles ces accidents sont enrayés.

Au bout de huit ou dix jours, malgré une bronchite intercurrente assez sévère, l'amélioration se continue. Néanmoins, après un pansement sous anesthésie assez prolongée, au 15° jour, on juge prudent de faire de *nouvelles injections de sérum artificiel (750 grammes)*, qui ont le plus heureux effet sur la tension du pouls et sur l'état général. Depuis, le malade a repris définitivement le dessus, mais, dans les trois mois qui suivirent, on fut obligé, à deux reprises, d'intervenir à nouveau pour des esquilles douloureuses et pour supprimer quelques points d'ostéite superficielle au niveau des fragments réséqués; après chacune de ces interventions secondaires on n'eut qu'à se louer des *injections de sérum qui furent faites.*

La convalescence se poursuivit ; actuellement le malade est complètement guéri.

OBSERVATION XII

(Inédite et résumée.)

Due à l'obligeance de M. le médecin-major Marcus, répétiteur à l'École du service de Santé Militaire.

OSTÉO-SARCOME DE L'EXTRÉMITÉ INFÉRIEURE DU FÉMUR. — DÉSARTICULATION DE LA HANCHE. — CHOC OPÉRATOIRE. — INJECTIONS DE SÉRUM ARTIFICIEL. — GUÉRISON.

V..., Auguste, 22 ans, soldat de 2e classe au 75e de ligne, entre, le 1er avril, à l'hôpital Desgenettes, dans le service de M. le médecin-major Marcus. Il vient de l'hôpital mixte de Romans pour une tumeur de l'extrémité inférieure du fémur gauche que l'on pense être un ostéo-sarcome. Ce diagnostic est vérifié par une première opération, le 2 avril. Le 5 avril, M. le médecin-major Marcus pratique la désarticulation de la hanche. Au moment où l'on arrive sur l'insertion du grand fessier, il se produit une hémorrhagie assez abondante, rapidement arrêtée d'ailleurs. Une autre perte de sang violente a lieu lorsque le couteau va passer sur la face supérieure du col. Une large pince hémostatique en a de suite raison. Au temps opératoire qui consiste à luxer en dehors la tête du fémur, le pouls s'arrête pendant une demi-minute environ. Phénomènes de choc plus intenses lors de la section du sciatique (cyanose, arrêt de la circulation et de la respiration); ils durent d'une demi-minute à une minute environ.

Après l'opération, état d'affaissement notoire.

Respiration normale. Pouls = 96. Dans l'après-midi, injection de 1 litre de *sérum artificiel* dans la cuisse.

6 avril. — T. = 39°4. P. = 124 régulier, assez fort ; les bruits du cœur sont bien frappés. *Nouvelle injection de 500 grammes de sérum* dans le bras droit. Le malade repose assez rapidement.

7 avril. — V... a dormi un peu dans la matinée ; pouls 130, présentant toujours les mêmes caractères. L'après-midi, *sérum*

500 *gr.* dans la cuisse. Le pouls qui avait une tendance à faiblir redevient bon ; le malade ne souffre pas.

A partir du 8, les injections de sérum sont supprimées, le malade va bien pendant quelque temps, mais bientôt des hémoptysies se déclarent. Le 2 juillet, jour de sa retraite, il présente une récidive costale de sarcome, et de la pleurésie du même côté.

OBSERVATION XIII

(Inédite.)

Due à l'obligeance de M. le professeur agrégé Bérard

(Service de M. le professeur Poncet.)

KYSTE DE L'OVAIRE. — ASCITE. — FISTULES INTESTINALES. — BOUTON DE MURPHY. — INJECTIONS DE SÉRUM ARTIFICIEL. — MORT.

R...., Marie 25 ans, ménagère, entrée le 23 août 1898 ; décédée le 18 octobre 1898.

Pas d'antécédents pathologiques. Début de l'affection il y a huit ans.

Actuellement, abdomen volumineux (1 m. 20 de tour de taille) Prolapsus utérin du volume du poing. Matité dans tout l'abdomen, sauf dans les parties les plus déclives des flancs.

A la palpation, flot très net ; la partie supérieure de la tumeur paraît liquide. A la partie inférieure, masses volumineuses formant un gâteau très dur, donnant à la main une sensation de masse fibreuse très résistante. A la partie supérieure, à la palpation profonde, masses dures et mobiles au milieu du liquide. Œdème des membres inférieurs. État général médiocre. La malade a maigri beaucoup.

Le 25 *août* opération par M. le professeur agrégé Bérard. Incision sur la ligne blanche remontant à 6 cent. au-dessus de l'ombilic. Issue d'environ 15 à 20 litres d'ascite. La ponction du kyste laisse saillir environ 20 litres d'un liquide verdâtre. On décolle facilement la tumeur un peu adhérente. On la fait basculer facilement. On place des pinces sur le pédicule. Le fond de l'utérus est fixé à la paroi abdominale par quelques points de suture. Ligature en chaîne du pédicule ; dessèchement de la cavité, drainage inférieur à la Mickulicz.

Injection immédiate de 400 *gr. de sérum artificiel* stérilisé.

26 août. — État de choc, 39°5. Pouls 140, 500 *gr. de sérum*.

28 août. — La malade parle un peu. 250 *gr. de sérum*.

29 août. — État assez satisfaisant, visage animé, la malade cause. T° 38° le matin, 39° le soir ; pouls 109. Amélioration générale très notable.

31 août. — La malade va très bien. Pouls — 92 le matin. T. 37°4. Lait et petites soupes. La malade est en voie complète de guérison lorsque, le 25 septembre (le Mickulicz a été remplacé par un drain, à la date du 4 septembre), on constate que la suppuration s'est rétablie. À l'examen au stylet vastes clapiers à la partie supérieure et inférieure de la plaie.

26 septembre. — Opération par M. le professeur agrégé Bérard ; ouverture au bistouri de la paroi abdominale antérieure ; issue d'une grande quantité de pus (1 litre environ) enlèvement de grands lambeaux sphacélés formés par les tissus de la face postérieure de la paroi.

Incision du cul-de-sac vaginal postérieur ; gros drain de la longueur de deux doigts allant de la plaie abdominale au vagin, Mickulicz ; mèché de gaz iodoformée vaginale.

Choc intense. La malade est très affaiblie, somnolente, pouls faible ; *injection de sérum de 700 gr.*

27 septembre. — 300 *gr. de sérum* ; pansement. Le pouls se relève peu à peu, le visage est plus animé, la malade est sortie de sa torpeur.

28 septembre. — *Sérum, 650 gr.* État bien amélioré, mais au pansement, on constate une petite perforation intestinale à la partie inférieure de la plaie. Vains essais de suture au catgut. Affrontement des bords de la plaie, à ce niveau, au fil métallique pour empêcher l'orifice de s'agrandir.

29 septembre. — 600 *gr. de sérum artificiel*. T. 38° matin, 38°5 le soir. Pas de vomissements.

1 octobre. — 650 *gr. de sérum* dont on ne constate plus les bons effets ;

13 octobre. — Opération par M. le professeur agrégé Bérard

Bouton de Murphy. La malade se cachectise de plus en plus.

17 octobre. — Deux orifices au-dessus du Murphy, à 2 cent. environ. Le Murphy a lâché en un point.

18 octobre. — Décès à 8 heures du matin.

OBSERVATION XIV.

(Inédite.)

Due à l'obligeance de M. le Dr DUBARRY, médecin-major
de 1re classe à l'hôpital militaire de Toulouse.

CHUTE D'UNE HAUTEUR DE 16 MÈTRES. — SCHOCK. — INJECTIONS
DE SÉRUM ARTIFICIEL. — MORT PAR ABCÈS DU CERVEAU ET
FRACTURE DE LA COLONNE VERTÉBRALE.

D..., 22 ans, deuxième soldat au 126e d'infanterie.

Le 28 juin, à 1 heure 1/2, chute du 4e étage de la caserne Pérignon sur le pavé de la cour (16 mètres). D.,, est relevé sans connaissance : la face est pâle, les yeux mi-clos, un peu de sang s'écoule des narines. Un gémissement uniforme s'échappe de ses lèvres. Les jambes, à son arrivée à l'hôpital, sont enveloppées d'un appareil provisoire ; chacune porte une fracture avec plaie. La réduction a été opérée et les plaies ont été réunies aseptiquement par M. le médecin-major de 1re classe Comte.

La réduction est parfaite. Le malade est mis dans un appareil Laurencet avec suspension. Peu à peu, il se plaint plus distinctement, et il accuse une douleur très vive dans la région lombaire, au niveau de laquelle l'examen, rendu malaisé par les deux fractures de jambe, ne permet pas de reconnaître de lésions du rachis. La face pâlit davantage ; il se produit des vomissements muqueux puis porracés. Cathétérisme qui évacue 100 gr. environ d'urines contenant du sang ; les dernières gouttes ramenées par la sonde ont l'aspect de liquide sanguin pur. Le malade répond lentement aux questions qu'on lui pose. Cependant, il raconte que c'est en allant chercher des gants mis à sécher sur la corniche, que son pied a glissé et qu'il est tombé.

29 *juin*. — Agitation extrême, hémorrhagie à la plaie gauche, vomissements bilieux ; pouls plein. T. = 37°4.

30 *juin*. — Agitation, délire ; le malade fait sauter ses appareils. La jambe gauche répand une odeur cancéreuse. Peau sphacélée aux abords de la plaie, gaz fétide ; on fait sauter les points de suture. Lavage au sublimé, poudre de charbon ; immobilisation.

3 *juillet*. — Fétidité sensiblement diminuée, malade très affaissé, teint plombé, terreux. La température s'élève à 40°9. Pouls rapide. Un dénouement fatal est imminent. Devant l'intensité des phénomènes, on se décide à faire une injection de *1 litre de sérum artificiel* dans le flanc gauche. Immédiatement la température tombe à 39°6, une heure après elle est de 39°3. Commencement de l'inject. 5 h. 30 : P = 120 ; T. = 40°9, R = 21.

Fin de l'inject. 7 h. 05 : P = 104 ; T. = 39°6, R = 21. Café, benzo-naphtol, etc.

4 *juillet*. — Le teint a complètement changé, il est animé. Le blessé est sorti de sa torpeur ; il s'intéresse à ce qui l'entoure. Selles diarrhéiques et involontaires nombreuses. A 9 h. 45, le pouls est plein, vibrant.

P. = 92 ; T. = 38°6.

A 4 heures du soir, injection de 1 *litre de sérum artificiel* dans la cuisse gauche.

Commencement de l'injection à 4 heures. T. = 39°2 ; P. = 92.

Fin de l'injection à 4 h. 45. T. = 38°5 ; P. = 88.

Le sérum a produit une véritable résurrection. Le malade dort, répond facilement aux questions qui lui sont posées ; il prend son bouillon, son lait et ses médicaments.

5 *juillet*. — Dans la nuit délire, selles involontaires, sueurs profuses ; bulles d'herpès sur le front. Le malade prend avec difficulté ses aliments. Teint animé. Le sérum ne produit pas de modifications. 1,000 *grammes de sérum* ; la température continue à monter, une heure après l'injection elle est de 39°5 étant de 39° au moment de l'injection.

On injecte alors 10 centimètres cubes de sérum de Marmoreck ; pas de résultats, les urines contiennent du sucre.

7 *juillet*. — Devant l'échec du sérum de Marmoreck, on reprend le *sérum artificiel* (1,800 gr.).

Après cette injection, la température, qui avait très rapidement monté de 39°8 à 40°4, reste stationnaire de quatre heures à la fin de la journée.

Le 8 juillet. — Prostration, perte de connaissance, la température monte constamment; à 3 h. 30. T. = 42. *Mort.*

Autopsie. — Fracture de la colonne vertébrale. La 4° lombaire est broyée ; le corps, la lame, l'apophyse transverse sont à l'état de bouillie. Le corps de la 3° lombaire est fendu transversalement. De plus vaste abcès de l'hémisphère gauche du cerveau s'étendant en arrière des corps striés, jusqu'au fond du lobe temporal.

OBSERVATION XV

(Inédite et résumée.)

Due à l'obligeance de M. Boudin, interne des Hôpitaux.

(Recueillie dans le service de M. le professeur agrégé Rollet.)

PERFORATIONS INTESTINALES. — LAPAROTOMIE. — SÉRUM ARTIFICIEL. — MORT.

D..., Pierre, 34 ans, jardinier, entré, le 7 mai 1898, à l'hôpital de la Croix-Rousse, salle St-Irénée, pour coliques hépatiques. Il est pris bientôt de vomissements, de ballonnement du ventre, de dyspnée. Le pouls est petit. Abdomen sensible en bas et à droite.

Sangsues à la région appendiculaire qui le soulagent. Le 10 mai, vomissements porracés abondants, faciès péritonéal, pigment biliaire dans les urines.

11 mai. — Intervention par M. le docteur Adenot, remplaçant M. le professeur agrégé Rollet. Laparotomie sur la ligne médiane. Incision primitivement sous-ombilicale, puis augmentée jusqu'à 4 centimètres au-dessus de l'ombilic. A l'ouverture du péritoine, il sort un peu de liquide non hématique, fécaloïde comme aspect, sans odeur.

Intestin violacé, très congestionné.

Anses dilatées pour la plupart, mais quelques-unes sont très rétrécies, comme étranglées par des lésions de péritonite que l'on déchire très aisément.

Le cæcum et l'appendice paraissent normaux ; mais, au niveau d'une anse grêle située près du côlon ascendant, on trouve des plaques blanchâtres, fibrineuses, se laissant facilement déchirer sous le doigt. Sous l'une de ces plaques, on trouve une pointe de sphacèle de l'intestin avec perforation. On fait une éviscération intestinale et l'on est frappé par le mauvais aspect du paquet intestinal ; les anses sont très violacées et, par places, la tunique externe se déchire.

Rien au niveau du foie, ni du côté de la vésicule ; pas de calculs. En présence des perforations intestinales et du mauvais état de l'intestin, on fixe, par un point de suture, deux anses au dehors, on les ouvre aux ciseaux et l'on rentre le reste du paquet intestinal. Pas de suture ; Mickulicz, pansement à plat.

Le soir de l'opération, le malade est très bas ; les extrémités refroidies, le pouls filiforme, la langue sèche.

12 *mai.* — Ce matin le malade est toujours très bas. On ne sent plus le pouls. Un peu de dyspnée. Faciès très grippé. Caféine 0 gr. 40 en injection. Très mauvais état général.

13 *mai.* — Pas de pouls. Dyspnée intense (64 respirations). On se décide à faire une *injection de sérum artificiel* (700 gr.)

Le liquide injecté dans les masses musculaires de la cuisse s'absorbe avec une très grande rapidité. Il faut 10 minutes à peine pour absorber 700 gr. de sérum. Pouls incomptable. R = 64.

A 2 heures de l'après-midi, 1,000 *grammes de sérum absorbé* en 20 minutes. Le malade est mieux ; le pouls est perceptible, mais très rapide et difficile à compter. R = 76.

Crise de délire furieux, de courte durée.

Le soir, *sérum* 600 *grammes*, absorbé plus lentement. Subdélirium.

R = 64. Peu de dyspnée.

P = 116. Mou, dépressible.

Total de la journée : 2 *litres* 300 *de sérum*, 1 gr. 10 de caféine.

14 *mai.* — Cette nuit a été bonne. Ce matin, l'état général semble meilleur.

R = 40. Pas de dyspnée. P = 120.

La langue n'est pas sèche ; pas de délire. Les extrémités sont bien moins refroidies ; les pupilles sont punctiformes. Le soir, même état. P = 116. R = 20.

Dans la journée, sérum 2 litres. Caféine, 1 gr, 10.

15 mai. — Ce matin, assez bon état général, P = 130.

Sérum = 1 litre,

Pansement : on désinsère le Mickulicz en certains points. Le soir, le malade est plus abattu, un peu de subdélirium.

16 mai. — La nuit a été mauvaise. Pouls incomptable, extrémités froides. 1 *litre de sérum*, 0 gr. 60 de caféine. Mort le matin par syncope progressive

Pas de résultats d'autopsie.

OBSERVATION XVI

Nicolaïdès. Guerre gréco-turque (1).

Fracture de la cuisse avec section des vaisseaux sans hémorrhagie. — Injections de sérum artificiel. — Guérison et conservation du membre.

Le nommé D..., Achille, garibaldien, âgé de 29 ans, né à Brindisi, est entré dans le service de M. le Dr Cabanis, à Athènes (hôpital militaire).

Blessé à la bataille de Domokos. Entrée de la balle à la face antérieure de la cuisse, à quatre travers de doigt de l'arcade crurale, sur la ligne de l'artère fémorale. Sortie au niveau de la face externe de la cuisse, crépitation. Température normale. Pansement.

Le surlendemain, 9 mai, 39°; état général mauvais. A l'exploration on trouve des esquilles.

Le 10 mai, opération. Dans la salle d'opération, nous agrandissons la plaie, nous trouvons du pus. Esquilles osseuses. Nous trouvons ensuite l'artère, et, à notre grand étonnement, nous la trouvons sectionnée et oblitérée à ses deux bouts, comme si on avait jeté sur elle une ligature. Le pouls n'existe pas dans la pédieuse. Aucune modification dans la nutrition du membre.

11 mai. — Suites simples (38°3, 38°).

12 et 13 mai. — (39°, 38°).

(1) Congrès de chirurgie de Paris, 20 octobre 1897.

Injections de *sérum artificiel. Quatre injections de 500 grammes.*
A partir du quatrième jour, la fièvre tombe et la plaie guérit.
Appareil plâtré. Le blessé a guéri.

OBSERVATION XVII

DURET. *Semaine Gynécologique*, 1896
(Résumée *in* Thèse Imoukoff.)

HYSTÉRECTOMIE VAGINALE. — CHOC OPÉRATOIRE GRAVE. — INJEC-
TION SOUS-CUTANÉE DE 2,510 GRAMMES DE SÉRUM EN 2 JOURS.
— GUÉRISON.

Le 27 juillet 1895, chez une malade âgée de 32 ans, M. Duret
fit une hystérectomie abdomino-vaginale. La malade eut un
choc opératoire très prononcé, s'en releva dans la nuit à force
de soins. Le lendemain, à 8 heures, faciès très tiré ; vomissements incessants, le ventre est ballonné jusqu'à l'ombilic. Les
extrémités sont froides; plus de pouls perceptible au poignet.
Vers 11 heures, on pratiqua une *première injection de 850 grammes
de sérum*. La malade sue abondamment, la respiration devient
perceptible une demi-heure après l'injection. A 4 heures, nouvelle *injection de 750 grammes de sérum*. Bientôt après, pouls 140,
T. 36°8. Dans la nuit, la malade eut des sueurs abondantes
et émit quelques centaines de grammes d'urine légèrement
albumineuse. Le lendemain, à 6 heures du matin, P. 140 et
l'état général reste fort grave. *Injection de 950 gr. de sérum.* L'effet
devient manifestement favorable. Plus de pouls filiforme mais
plein entre 120-140. Respiration ample. Urines abondantes et
claires. Accidents enrayés et la malade guérit définitivement.

OBSERVATION XVIII

DURET. *Semaine Gynécologique*, 1896.
(*in* Thèse Imoukoff.)

COLLAPSUS A LA SUITE D'HÉMORRHAGIES PROFUSES. — INJECTION
DE 1,200 GR. DE SÉRUM ARTIFICIEL. — GUÉRISON.

En juillet 1895, chez une femme âgée de 42 ans, qui venait de
subir une hystérectomie vaginale, une hémorrhagie profuse se

déclare au moment où l'opération allait se terminer. La malade était exsangue, sans pouls, avec la respiration superficielle. On crut qu'elle allait mourir.

On lui fit une injection *de 600 gr. de sérum artificiel*, dans le creux de l'aisselle, et bientôt on vit le pouls revenir, la respiration s'établir.

Une demi-heure plus tard la malade était hors de danger. On lui fit, dans l'après-midi, une *seconde injection de 600 gr.* La malade guérit complètement.

Quelquefois, on pourra assister à de véritables résurrections avec des doses de sérum artificiel véritablement infimes, ainsi qu'il résulte du cas suivant que nous communique notre camarade et ami, le Dr Meurisse, interne des Hôpitaux.

OBSERVATION XIX

(Inédite.)

Recueillie dans le service de M. le Professeur Jeannel, de Toulouse.

OSTÉOSARCOME DU MEMBRE SUPÉRIEUR. — AMPUTATION INTER-SCAPULO-THORACIQUE. — CHOC OPÉRATOIRE GRAVE. — INJECTION DE SÉRUM ARTIFICIEL. — GUÉRISON.

B... Antoine, 30 ans, cultivateur.

Entré dans le service de M. le professeur Jeannel, salle Saint-Maurice.

Début de l'affection actuelle, il y a 18 mois, par un refroidissement. Le malade reçoit de la pluie qui le transperce entièrement; quinze jours après, vive douleur dans l'épaule gauche, craquements. En février 1898, apparition d'une tuméfaction notable, indurée aussi bien en avant de l'épaule gauche qu'en arrière. En juillet, propagation de la tumeur dans l'aisselle. Impossibilité absolue de mobiliser l'article. Amaigrissement considérable.

Il y a un mois, douleur dans le coude. Insomnies jusqu'en octobre.

A l'examen, épaule déformée, globuleuse; la peau n'a rien

d'anormal. A la palpation, tumeur faisant corps avec l'omoplate, ayant envahi l'aisselle. L'article est complètement pris. L'omoplate est déviée en dedans. Tumeur lisse sur l'épaule, bosselée dans l'aisselle.

On pose le diagnostic d'ostéo-sarcome.

13 *octobre*. — Amputation inter-scapulo-thoracique, par le professeur Jeannel. Le malade perd peu de sang grâce à l'hémostase préventive. Le pouls devient petit, filiforme, la respiration superficielle. Pendant le pansement, et sur la table d'opération, *injection de 500 grammes de sérum* artificiel dans le tissu de l'aisselle

L'injection de sérum commence à 11 heures.

Elle prend fin à 11 h. 25. Le pouls devient plus perceptible. Le malade se réveille peu à peu; il ouvre les yeux.

A 11 h. 40, le pouls bat à 72. Il est plein, mais très irrégulier. A 11 h. 45, il est irrégulier et dicrote. Il reste inégal et intermittent jusque vers trois heures. Le soir, à 6 heures, les intermittences avaient disparu; pas de température.

Le lendemain, état général excellent. Respiration ample, pouls bien frappé quoiqu'un peu faible. Les jours suivants, l'état s'est progressivement amélioré.

L'examen de la tumeur a démontré qu'il s'agissait bien d'un ostéo-sarcome. Le malade est sorti le 2 décembre 1898.

Il ne faudra pas oublier que si l'hémorrhagie persiste au moment où le médecin se prépare à injecter une quantité massive de sérum, il est de première nécessité de l'arrêter. Nous avons déjà rapporté (Obs. VII) le cas du Dr Fourmeaux, qui, n'ayant pas obéi à ce principe, vit mourir d'hémorrhagie incoercible une de ses malades.

Avant la thérapeutique saline forte on aura utilement recours à la ligature, au tamponnement, à l'ergot de seigle en obstétrique.

Enfin, lorsqu'il s'agira d'une hémorrhagie en nappe continue, le sérum à faible dose (jamais plus de 500 gr.) sera employé avec avantage comme hémostatique, ainsi qu'il résulte des dix-sept observations suivies de guérison du Dr Fancy.

L'utilisation de cette propriété hémostatique est tout indiquée en obstétrique. Depuis 1893, époque à laquelle le sérum artificiel en injections hypodermiques à faible dose est employé systématiquement à la clinique Baudelocque, M. Pinard n'a pas vu mourir une seule femme amenée en état d'anémie aiguë, alors que, de 1882 à 1893, ces mêmes femmes succombaient en grand nombre.

Y a-t-il des *contre-indications* à la méthode? Il semble bien que l'asthénie cardiaque, dans ces cas où une énergie motrice plus considérable est nécessaire, par suite de l'augmentation de pression, sera défavorable. Pour M. Fourmeaux, il faut se méfier avant tout de l'*artério-sclérose* «... La motricité est abolie des vaisseaux, dit-il, qui ont perdu leur élasticité ou plutôt leurs fibres musculaires. La lumière de ceux-ci ne peut varier et la quantité de sérum à injecter doit être très limitée... L'injection sous-cutanée devra être faite très prudemment,..... Il est nécessaire que le tonus musculaire soit intact; les vaisseaux doivent pouvoir se contracter.

« Perdent-ils cette propriété? On verra alors la stase sanguine se produire là où la circulation est difficile, aux bases du poumon, par exemple. On aura les signes de l'œdème pulmonaire, complication que les injections de strychnine, dans ce cas, ne pourront pas conjurer ». Le même auteur recommande d'être très circonspect dans les cas de *myo-*

cardite infectieuse, d'asystolie confirmée, de symphyse cardiaque. La *thrombose* serait également une contre-indication ; le caillot, sous l'influence d'une pression sanguine plus considérable, se divise et émigre, d'où l'apoplexie pulmonaire, d'où aussi l'apoplexie cérébrale. En revanche, les affections valvulaires n'impliquent aucune réserve. Fourmeaux rapporte, dans sa thèse (Obs. XXII), l'observation d'une femme de 71 ans, porteur d'une insuffisance mitrale très ancienne et qui retira un bénéfice immédiat de l'injection saline dans un cas de pyohémie post-opératoire.

Les affections du rein, malgré l'exagération de l'élimination consécutive à la thérapeutique que nous préconisons n'apportent aucune contre-indication. On connaît l'usage journalier de la sérothérapie dans l'urémie ; l'hypodermatoclyse est également fort en honneur, aujourd'hui, dans l'éclampsie puerpérale, et l'on en n'est plus à compter ses succès ; nous avons, d'ailleurs, eu souvent l'occasion d'admirer ses merveilleux effets, dans ce cas, à la clinique obstétricale de M. le professeur Fochier.

Nous ne nous arrêterons pas aux effets funestes de la méthode dans les cas d'affections hépatiques. Pour Fourmeaux, dans le *diabète*, le sérum serait particulièrement nuisible. Le foie est oblitéré, ses fonctions antitoxiques et éliminatrices sont altérées et il vaut mieux différer la méthode. Ajoutons enfin qu'Hutinel (1) a rapporté un cas de congestion

---

(1) Société médicale des Hôpitaux, juin 1895.

aiguë péri-tuberculeuse à la suite d'injection salée chez un malade atteint de *tuberculose pulmonaire*.

Pour notre part, nous n'avons jamais constaté d'accidents et il nous a été impossible d'en trouver des observations relatées dans la littérature médicale. Du reste, dans les cas d'urgence, on ira au plus pressé et on ne se préoccupera pas de l'état organique du blessé qu'une injection de sérum seule est en mesure de sauver. Les accidents hypothétiques mentionnés plus haut provenant, d'ailleurs, presque tous, soit d'une augmentation de pression dans le système vasculaire (artério-sclérose, myocardite, asystolie), soit d'un vice d'élimination (affections hépatiques), il semble qu'on pourra facilement y remédier par une thérapeutique simple et bien ancienne qui, tout en diminuant la masse sanguine, c'est-à-dire la pression, purgera l'organisme des toxines non éliminées : *la saignée*.

CONCLUSIONS

I. — Nous avons recueilli treize observations personnelles, dont plusieurs à la clinique chirurgicale de M. le professeur Poncet (Obs. de M. Bérard), qui viennent à l'appui de cette idée thérapeutique que nous avons désiré tout particulièrement mettre en relief, à savoir que les *injections sous-cutanées de sérum artificiel constituent un puissant moyen de guérison chez les grands traumatisés.*

II. — Le sérum agit dans le collapsus post-hémorrhagique et dans le schock en relevant la pression, et en produisant une excitation spéciale sur le centre nerveux circulatoire. Il jouit également, à faible dose, de propriétés hémostatiques que l'on pourra mettre à contribution dans les hémorrhagies en nappe et dans les hémorrhagies obstétricales.

III. — La voie sous-cutanée est celle que l'on doit employer.

IV. — On se servira d'une solution salée de 7 à 10 pour 1,000; sa température sera sensiblement de 37°. La vitesse d'écoulement est indifférente.

La quantité est laissée à l'appréciation de l'opérateur, quoique les doses petites et répétées semblent préférables.

Si l'on veut employer le sérum comme hémostatique, la quantité maximum ne devra pas dépasser 500 grammes en une fois.

V. — Tous les appareils peuvent servir (seringue à hydrocèle, sonde et aiguille. Entonnoir ordinaire, tube en caoutchouc et aiguille). L'entéroclyse, ou injection intra-rectale, pourra remplacer l'hypodermatoclyse ou injection sous-cutanée.

BIBLIOGRAPHIE

———

AUDEBERT. — Congrès de Gynécologie et d'Obstétrique de Bordeaux, 1895. — Société obstétricale et gynécologique de Bordeaux, 1896.

AUZIAS. — Thèse de Montpellier, 1892 (*Injections intra-veineuses en pathologie médicale*).

BECK. — Influence of injection salt in loos of blood. 1893.

BENHAM. — *The Lancet*, 1893, p. 887.

BEURNIER. — *Bulletin général de Thérapeutique*, 30 juillet 1897.

BOLOGNESI.—*Bulletin général de Thérapeutique*, 8 novembre 1898.

BOSC. — *Presse Médicale*, 16 mai 1896.

BOSC et VEDEL. — *Semaine Médicale*, 1896, p. 326. — Société de Biologie, 1896. — Congrès de Nancy, 1896. — *Archives de Physiologie*, 1897.

BOUVERET. — *Lyon Médical*, septembre 1881.

BOUREAU. — Thèse de Paris, 1898 (*Technique des injections de sérum artificiel*).

CARTIER. — *Union Médicale*, 1896, T. II, p. 386.

CHÉRON. — Technique des injections de sérum (*Revue Médico-Chirurgicale des maladies des femmes*), 1891.

CHEVRETIN. — Injections massives de sérum artificiel, 1897.

CLAISE. — Injections salines massives dans les hémorrhagies et les infections. *Revue de Chirurgie*, 1896.

DASTRE.— Le lavage du sang in *Archives de Physiologie normale et pathologique*, 1888, p. 93.

DASTRE et LOYE. — Grandes injections de sérum artificiel, in *C. R. de la Société de Biologie*, Paris, 1889.—Grandes injections intra-vasculaires de sérum artificiel *in Archives de Physiologie*, Paris, 1888, p. 93 ; 1889, p. 258.

DELBET. — Recherches sur le lavage du sang *in Annales de Gynécologie et d'Obstétrique*, Paris; 1889. — De l'Hématokatarsie. Lavage du sang (*Presse Médicale*, Paris, 22 février 1896.)— *C. R. de la Société de Biologie*, 1896, p. 589.

DJEMIL-BEY. — *Gazette Médicale d'Orient*, 1896.

DODD. — *British Medical Journal*, 25 janvier 1896.

DUJARDIN-BEAUMETZ. — *Bulletin de la Société de Thérapeutique*, Paris, 1888.

DURET. — Des injections salines. (*Semaine Gynécologique*, 28 avril et 5 mai 1896.)

DURET et FOURMEAUX. — Des injections massives de solutions salines. *Académie de Médecine*, 1896.

ETABLE. — Thèse de Paris, 1897 (*Injections salines massives dans les infections*).

FANEY. — Thèse de Paris, 1896 (*Du Traitement des hémorrhagies par le sérum salé*).

FOURMEAUX. — Société Anat. Clinique, 1896 (*Des injections salines interstitielles*). — Thèse de Paris, 1896 (*Des injections sous-cutanées massives de solutions salées*).

GERVAIS DE ROUVILLE. — Injections intra-veineuses et sous-cutanées de sérum artificiel (*Nouveau Montpellier Médical*, t. II, 1894.)

GUINARD. — *Traité de Chirurgie* de Le Dentu et Delbet. Tome VI.

HANNOCKS. — Transfusion of the obstétric. (*Society of London*, XXXV, p. 130, 450.)

HALLION. — *Archives de Physiologie*, 1893, p. 707.

HAYEM. — Le sang. — Traitement du choléra par les injections intra-veineuses (Paris-Masson, 1884). — Mort par hémorrhagie. *Archives de Physiologie*, n. et p. (1888, t. I, 4° S). — *Gazette Médicale de Strasbourg*, 1886, 4° S t. XV. — Leçon inaugurale faite à l'hôpital St-Antoine, décembre 1896. — *Presse Médicale* (1896, p. 601. — 1897, n° 2 et 11 décembre).

HOERMANN. — Thèse de Paris, 1897 (*L'Eau froide et les injections de sérum en chirurgie*).

HUCHARD. — *Journal des Praticiens*, 1896.

HUTINEL. — Société Médicale des Hôpitaux, juin 1895.

INOUKOFF. — Thèse de Toulouse, 1897 (*Lavage du sang et de l'organisme*).

JAYLE. — *Presse Médicale*, 4 janvier 1896.

JENNINGS. — The Treatment of excessive hemorrhagie (*British Medical Journ.*, 1896.)

JOLYET et LAFONT. — Injections intra-veineuses d'eau salée. *C. R. A., Sciences naturelles*, 1879.

KRONECKER. — Kristiche und Experim über lebensristende Infusionen von Kochsalzlosung bei Hunden.

LE CLERC. — Transfusion de sérum artificiel (*Policlinique*, nº 5, 1897).

LEJARS. — *Presse Médicale*, 13 et 23 mai 1896. Le lavage du sang par injections sous-cutanées et intra-veineuses (Librairie Masson et Cie, boulevard St-Germain, 120).

LÉPINE. — Transfusion intra-veineuse de sérum. (*Semaine Médicale*, 1885).

MALASSEZ. — Solutions salées dites physiologiques. (*Bull. Soc. Biol.*, nº 17).

MANQUAT. — *Traité de Thérapeutique*. T. I.

MAUREL. — Action de l'eau distillée sur le sang et l'organisme. *Archives Médicales de Toulouse* (décembre 1896, janvier et mars 1897). — Action du chlorure de sodium sur le sang et l'organisme. (*Soc. de Biol.*, janvier et février 1897).

MAYET. — *Lyon Médical*, 1891, p. 37, 77, 118, 181.

MAYGRIER. — Injections de sérum à doses massives. (*Soc. obstétric. de France*, 1896.)

MELLIÈS. — Thèse de Lyon, 1897 (*Traitement des péritonites post-opératoires*).

MICHAUX. — *Traité de Chirurgie* de Duplay et Reclus. Tome V. — Société de Chirurgie, 8 janvier 1896.

MONOD. — Société de Chirurgie, 18 décembre 1895.

MOURETTE. — Thèse de Paris, 1897 (*Essai sur le lavage du sang*).

OLIVIER. — Sérum artificiel dans les hémorrhagies du post-partum. (*S. Gyn. de Paris*, 1896.)

PEYROT. — Société de Chirurgie, 18 décembre 1895.

PHOCAS. — Lavage du sang. (*Nord Médical*, 15 octobre 1897.)

PHOCAS et INGLESSIS. — Considérations sur le fonctionnement de l'hôpital de campagne, envoyé de Paris à la guerre gréco-turque. *Congrès de Chirurgie de Paris*. (Séance du 20 octobre 1897.)

PINARD. — Traitement de l'infection puerpérale. (*Semaine Médicale*, 1895.) — *Bulletin de l'Académie de Médecine*, 30 juin 1896.

QUÉNU. — Société de Chirurgie 17 mars 1897.

RENOU. — A propos des grandes injections de sérum artificiel. (*Archives Méd. Angers*. I, p 538.)

REVUE générale de Delamare et Descazals, *in Gazette des Hôpitaux*, 12 juin 1897.

RICHET. — Hémothérapie en général (*Phy. de Laboratoire*, 1895, III.)

RODRIGUEZ-ABAYTNA. — Las transfusiones hypodermicas de suero artificial (Melode de Cheron). *Rev. de Med. y Cir. p. Madrid* 1894, XXXV, 52.

ROUX (de Lausanne). — *Archives médicales de la Suisse*, 1884, IV.

RUY-SMITH. — Fives cases of intravenores injection of saline fluid for hemorrhage and collapse. (*Lane*, London 1892, I., p. 913, 915.)

SAHLI (de Berne). — Uber Auswaschung der menslichen Organismus, und uber die Bedeuhung der Wasserzurfuhr in krankheiten (*Innere Medecin*, n° 5, novembre 1890).

SANGUIRICO. — *Archives italiennes de Biologie*, 1887, p. 53.

SCHWARTZ. — Thèse d'agrégation. Hale 1881.

SCHWEYLER. — Transfusion of saline solution in post-partum hémorrhagie, 1890.

SOULIER. — *Traité de Thérapeutique*, t. II.

TIXIER. — Thèse de Lyon, 1897 (*L'éviscération en chirurgie abdominale*).

TUFFIER. — De l'hématocatharsie. (*Presse Médicale*, 1896).

VIAULT. — Thèse de Paris, 1875 (*Transfusion du sang et injections intra-veineuses*).

VIGOUR. — Thèse de Paris, 1897 (*Principales indications thérapeutiques des injections de sérum physiol.*).

VON WAGNER. — Contribution à la thérapeutique des injections de sérum. (*Correspond. Blatt f. Schweitz Aerzte*, 15 mars 1898).

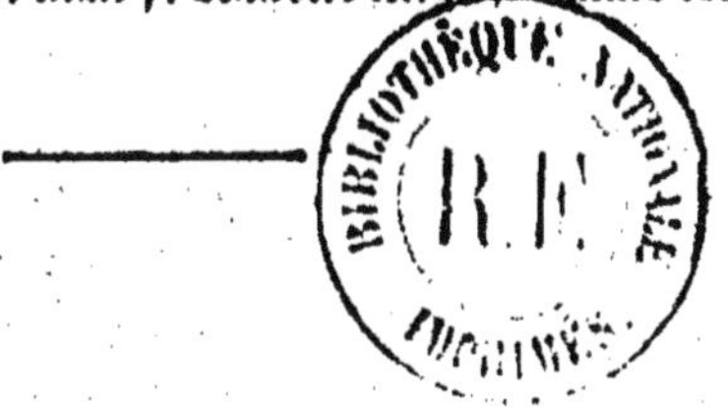

72.877 Imp. L. Waltener. — P. Lefebvre et Cie, rue de Lyon.

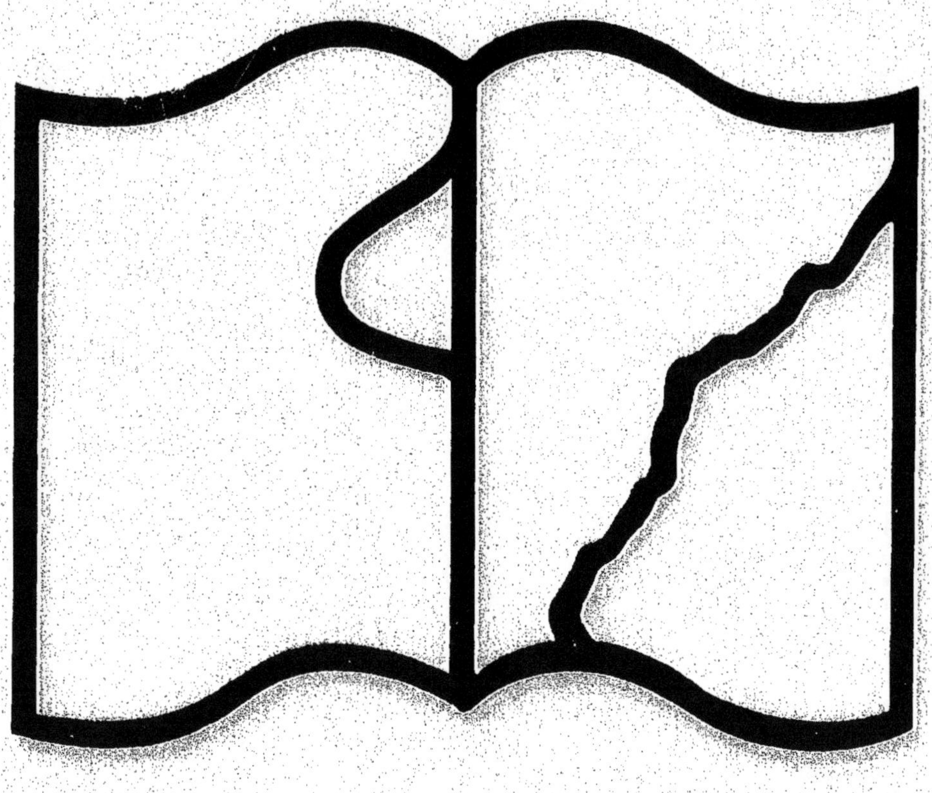

Texte détérioré — reliure défectueuse

NF Z 43-120-11

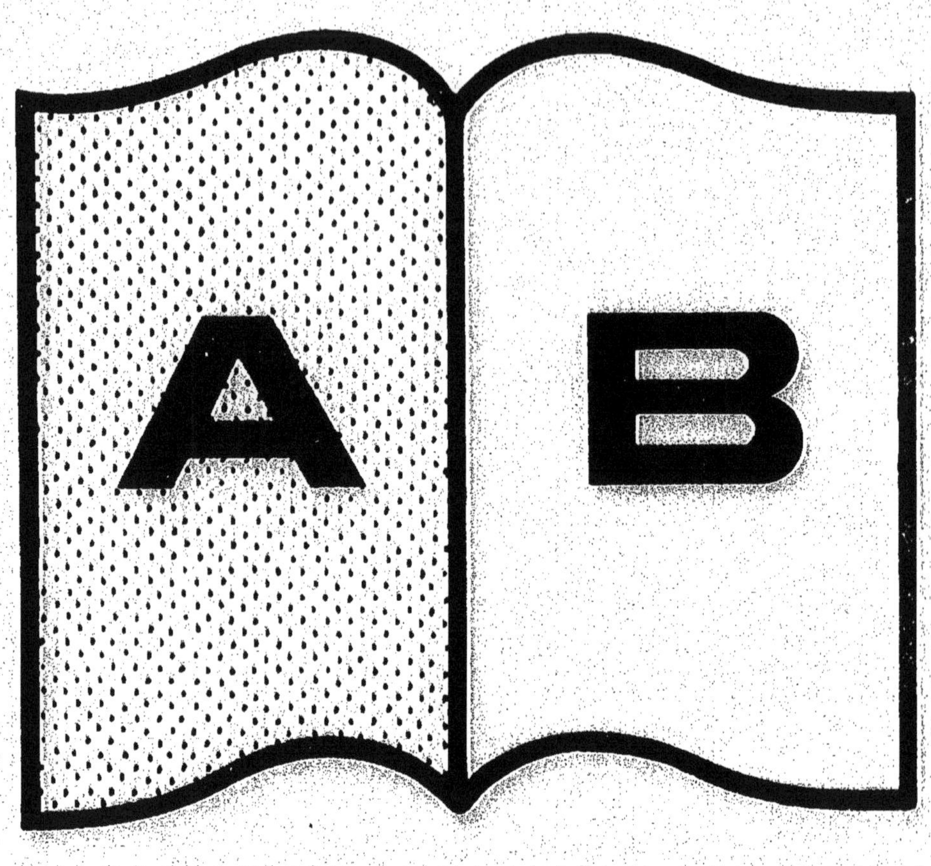

Contraste insuffisant

NF Z 43-120-14